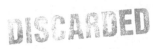

Un bulto en la mama

Tú eliges cómo abordarlo

TERESA FERREIRO VILARIÑO

Un bulto en la mama

Tú eliges cómo abordarlo

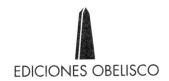

EDICIONES OBELISCO

Si este libro le ha interesado y desea que le mantengamos informado de nuestras publicaciones, escríbanos indicándonos qué temas son de su interés (Astrología, Autoayuda, Ciencias Ocultas, Artes Marciales, Naturismo, Espiritualidad, Tradición...) y gustosamente le complaceremos.

Puede consultar nuestro catálogo en www.edicionesobelisco.com

Colección Salud y vida natural
Un bulto en la mama
Teresa Ferreiro Vilariño

1.ª edición: septiembre de 2012

Maquetación: *Marta Rovira Pons*
Corrección: *Sara Moreno*
Diseño de cubierta: *Enrique Iborra*
Ilustraciones: *Josep María Casas Tuset*

© 2012, Teresa Ferreiro
(Reservados todos los derechos)
© 2012, Ediciones Obelisco S. L.
(Reservados los derechos para la presente edición)

Edita: Ediciones Obelisco S. L.
Pere IV, 78 (Edif. Pedro IV) 3.ª planta 5.ª puerta
08005 Barcelona-España
Tel. 93 309 85 25 - Fax 93 309 85 23
E-mail: info@edicionesobelisco.com

Paracas, 59 C1275AFA Buenos Aires - Argentina
Tel. (541 -14) 305 06 33 - Fax (541 -14) 304 78 20

ISBN: 978-84-9777-884-8
Depósito Legal: B-17.939-2012

Printed in Spain

Impreso en España en los talleres gráficos de Romanyà/Valls S. A.
Verdaguer, 1 - 08786 Capellades (Barcelona)

«*El cuerpo es la farmacia de Dios. En él están contenidos todos los líquidos, remedios, aceites humidificantes, opiáceos, ácidos, bases y las medicinas de todas las calidades que la sabiduría de Dios consideró necesarios para la salud y la felicidad del ser humano*».

Andrew Taylor Still,
padre de la osteopatía

«*Tu tiempo es limitado, de modo que no lo malgastes viviendo la vida de alguien distinto. No quedes atrapado en el dogma, que es vivir como otros piensan que deberías vivir. No dejes que los ruidos de las opiniones de los demás acallen tu propia voz interior. Y, lo que es más importante, ten el coraje para hacer lo que te dicen tu corazón y tu intuición*».

Steve Jobs,
fundador Apple. Discurso
Universidad Standford, 2005

Agradecimientos

La palabra amiga de algunas personas cercanas me dio el impulso necesario para convertir mi experiencia y mis notas en un libro. Mi agradecimiento más sincero, querida Klamburg. También a ti, Fina, por trasmitirme tantas cosas sin siquiera pretenderlo. Dora, Ascen, Julia, Alicia, Cocó, Ceres, Ceci, gracias por leer, por orientarme y por compartir conmigo lo que sabéis.

Un agradecimiento especial se merecen mis editoras, Anna y Joana, por abrirme la puerta y recibirme con tanto cariño: por su energía, sus horas y sus ganas. Y Juli, gracias por creer en mí.

Gracias a mi madre por darme, sin yo pedírselo, el espacio que necesitaba. A mi familia, a mis dos familias, y a Mari Carmen. A todos ellos por su paciencia y por respetar mi manera de hacer las cosas.

Por último, gracias infinitas a todos y todas los que habéis estado ahí compartiendo mi bulto y mi proceso, porque habéis llenado de contenido la experiencia. Dar un nombre, implicaría dejarme tantos fuera...

Josep, ¡¡¡gracias, gracias, gracias!!!

Nota de la autora

Lo que a continuación leeréis describe una experiencia personal y una forma de pensar y de posicionarse ante la enfermedad y ante la vida. La mía.

En agosto del 2009 me diagnosticaron un tumor en una mama. Tenía treinta y seis años. Tras un parto prematuro durante el sexto mes de gestación que supuso la pérdida del bebé, estaba intentando quedarme de nuevo embarazada. Además, quería dar un giro a mi carrera profesional y había encontrado un trabajo en una excelente escuela de negocios que me hacía muy feliz.

Me planteé el tratamiento como un proyecto más. Siempre he afrontado la vida de esa manera. Supongo que no sé hacerlo de otra. Y cuando supe que tenía un tumor, centré mis energías en comprender qué me estaba pasando, cuáles eran las implicaciones, los plazos de cada etapa, y qué podía poner de mi parte para que fuera llevadero. Me negaba a aceptar las versiones de los médicos, su sentenciosa forma de hablar, pues no encajaban con mis valores ni con mi forma de entender la vida.

Los médicos contemplaban mi cuerpo por partes. Yo lo entiendo como un todo. No me preguntaron nada, cuando gran parte de las respuestas están dentro de nosotros mismos. Me hablaban de estadísticas y de números, no de personas. Y lanzaban afirmaciones categóricas, para ellos irrefutables, de las que yo no era partícipe. No las quise creer en su día y no las creo ahora. Busqué otras opciones, probé y, sobre todo, me mantuve fiel a mí misma, a pesar de los criterios médicos.

Cuando acabé el tratamiento, a finales de julio del 2010, dediqué todas mis energías a recuperar mi vida de antes, tal cual la había dejado. Seguí marcándome objetivos de recuperación, y cada nuevo logro, cada pequeño avance, era una nueva alegría.

En septiembre de ese mismo año observé que se me hinchaba el brazo derecho. Era una consecuencia de la intervención quirúrgica. Me había aparecido un linfedema, y eso sí que no estaba dentro de mis planes. Supuso el momento de mi caída emocional, si se puede llamar de alguna forma. Me quedé sin fuerzas para mantener ese espíritu positivo, pues comprendí que las cosas YA no volverían a ser como antes. Fue un mazazo. Pero sin él, estas notas no habrían visto la luz, porque el linfedema abrió una etapa de reflexión que me ayudó a entender. Esa experiencia, combinada con toda la información práctica, que me resultó de gran ayuda, es lo que recogen estas páginas.

Ciertamente, no es mi intención dar consejos o recetas mágicas para solucionar los problemas de nadie. Creo con firmeza que el secreto de la curación radica fundamentalmente en el deseo de curarse, pero eso no quiere decir que anime a las personas a dejar o interrumpir un tratamiento. Incluso habiéndolo hecho yo. Porque al hacerlo, una vez valoradas las repercusiones y consecuencias tanto positivas como negativas, mi decisión ha sido consciente. Quiero ser consecuente, y por eso asumo lo que a partir de ahora pudiera sobrevenir como resultado de mi elección.

El verdadero mensaje a compartir es recordar que tenemos derecho a saber, a tomar decisiones si queremos hacerlo. Podemos optar. Ningún médico o ningún familiar nos puede imponer nada que no queramos hacer. Es fundamental mirar hacia adentro, en lugar de volcar todas nuestras esperanzas y la responsabilidad de la curación afuera, en los demás. A eso sí os animo. A ser fieles a vosotras mismas y a hacer lo que creáis conveniente en cada momento, según vuestro criterio.

Éste es un libro lleno de esperanza, que mira la enfermedad sin miedo, con trasparencia, pero sin banalizarla. Está escrito en femenino por razones evidentes. Aunque totalmente abierto al sexo masculino. En mi mente se encuentran las personas que viven en su piel la experiencia de detectarse un bulto en la mama, o de que se lo diagnostiquen, porque con ellas me identifico. Creo que son las que más pueden necesitar este compendio de «herramientas de aproximación y ataque» al proceso que van a comenzar. Si alguien más, cercano o no a la experiencia, puede beneficiarse de todo lo que yo he aprendido, el regalo que he recibido por el hecho de escribirlo se multiplicará un poquito más.

Todo puede pasar y podrá seguir pasando dentro de dos, cinco o diez años. Porque igual que un día comienza la vida, llegará un día que se acabe. Saberlo y recordarlo puede ayudarnos a disfrutar un poco más, y a poner en su sitio lo que de verdad importa sin sentirnos culpables, y sin miedos, sino confiadas, y en paz.

Introducción

La escena puede variar, aunque la esencia es la misma:

> ➤ Un día, en la ducha, te notas un bultito. Seguro que no es nada… Vas al médico, te derivan a otro, te hacen una biopsia… ¡Da positiva! O bien…

> ➤ Te llaman por teléfono. Hace pocos días te hiciste una mamografía. Quieren que vuelvas porque los resultados son confusos… Vuelves, te exploran, te hacen una biopsia y… ¡positiva! O…

> ➤ Vas al ginecólogo por cualquier otro tema, dolor de ovarios, por ejemplo. Te hace una exploración completa y te descubre un bultito en la mama. Derivada a otro especialista, te hacen una biopsia y… positiva.

En este punto se encontrarán en algún momento de su vida, según la AECC (Asociación Española Contra el Cáncer), una de cada ocho mujeres.

Y de repente, el abismo, las prisas, las decisiones importantes sin disponer de la información suficiente. ¡Incluso la muerte! Te hablan en términos que hasta ahora te eran ajenos, de tratamientos urgentes, de operaciones y quirófanos… Te hablan de quimio, de radio, de hormonas, de pruebas y más pruebas… Y no sabes muy bien a dónde agarrarte ni qué hacer. No tienes ni tiempo para reflexionar. El sistema es más fuerte, y sólo te plantean dos alternativas: o aceptar las reglas y jugar su juego, o marcharte y dejarte invadir por el cáncer sin tratarlo. La decisión es tuya, dicen, y ha de ser YA. Obviamente, en estos términos, muy pocas son las mujeres capaces de analizar la situación y decidir de una manera consciente cómo quieren tratar su enfermedad, antes de entrar en la rueda. La mayoría entramos en el juego sin valorarlo suficientemente, y una vez dentro, o al finalizar todo el proceso, nos preguntamos si no habríamos preferido hacerlo de otra manera, haber tenido más información, más tiempo, más recursos…

Así lo viví yo, así me sentí, y por eso he decidido escribir este libro. Porque tras experimentar una quimioterapia, varios quirófanos, la radioterapia y otros muchos tratamientos alternativos y complementarios, creo que en su momento me faltaron respuestas que he tenido que aprender a encontrar. Ha sido un año en el que he probado mucho, he leído, he hablado, he escuchado, he aprendido y he comprendido.

Es desde aquí desde donde quiero compartir mi experiencia, reuniendo en un mismo libro los aspectos para mí fundamentales del proceso por el que atraviesas cuando te encuentran un tumor.

No hay enfermedades, sino enfermos. Y no hay estadísticas, sino personas. Pero de todo ello trataré a continuación. Sin consejos ni fórmulas mágicas. Porque al final lo importante será aquello con lo que te quedas al cerrar la etapa y comenzar una nueva. Y lo que hayas hecho hasta entonces, lo habrás hecho bien, porque es lo que en ese momento considerabas oportuno.

Capítulo Uno

EL DIAGNÓSTICO

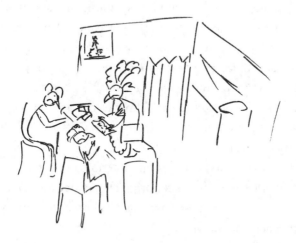

El mío

Me hicieron la biopsia en pleno verano, y el doctor responsable nos dijo que aprovechásemos estos diez días que tardaban en comunicarnos los resultados para distraernos. No quería adelantar acontecimientos, fue prudente, pero también realista. Así que nos fuimos directamente del centro de salud a una agencia de viajes, y al cabo de pocos días estábamos en la playa.

Al volver, fuimos a ver a la doctora que a partir de ese momento llevaría nuestro caso (y digo nuestro porque aunque el bulto estuvo en mi mama, y la quimio me la pusieron a mí, mi pareja estuvo siempre compartiéndolo todo, pasando a veces momentos más difíciles que los míos).

La doctora de patología mamaria que nos dio los resultados, y que sería a partir de entonces nuestro médico de referencia, fue muy directa. La biopsia era positiva, y tendríamos que comenzar el tratamiento cuanto antes. De momento no quería hablar mucho más, hasta no tener el resultado de otras pruebas, pero parecía que la quimioterapia era inevitable.

Era joven, tenía toda la vida por delante, y por tanto, aunque mi tumor no era muy agresivo ni estaba muy extendido, lo atacaríamos con todas las armas a nuestro alcance. Dicho de otro modo, optaban por matar moscas a cañonazos, para asegurarse.

Al salir de la consulta comenzó el remolino interior y el vértigo. Josep y yo nos abrazamos y nos tranquilizamos mutuamente, con caricias y besos. Por mucho que uno se quiera preparar para una noticia así, nunca lo está del todo. Siempre conservamos la esperanza de estar equivocados y nos creemos que la realidad será más bonita y positiva de lo que imaginamos.

Los días fueron pasando. Yo iba hablando con unos y con otros, aprendiendo, escuchando. Era mi momento de caos y sobreinformación, porque abres una nueva fuente de información desconocida hasta el momento, y a poco que busques, te inundan las palabras. Quieres hacerte experto en el tema con urgencia, comprenderlo todo para poder valorarlo, y a veces te pierdes y te dispersas porque hay tantas opiniones diferentes, tantas contradicciones y tantas maneras de abordar lo mismo que acabas no sabiendo cuál es la mejor para ti, por cuál optar.

En mi caso, dudaba de todo. La quimioterapia se me hacía muy cuesta arriba. ¡Con lo bien que me encontraba! No había pasado ni un año desde que había perdido al bebe que esperábamos, cuando comenzaba mi sexto mes de embarazo. Un embarazo muy duro, con vómitos y nauseas constantes, con un estado de ánimo muy cambiante y una poderosa sensación de habitar un cuerpo que no era el mío, de no ser yo. Esos meses ya habían puesto a prueba nuestra relación de pareja. Yo no podía hacer prácticamente nada, me encontraba mal, y no podía ni pasear, ni conducir, ni ir al cine, por las náuseas. Vomitaba constantemente, dos y tres veces por la mañana, y me sentía culpable por ello. Se suponía que el embarazo era un momento feliz, y nosotros lo estábamos viviendo como un suplicio. Lo habíamos buscado, queríamos ser padres, y nada ocurría como nos habíamos imaginado.

El final de mi embarazo se desencadenó el 8 de septiembre del 2008. Me encontraba mal, con algunas molestias. Llamé por teléfono al ginecólogo para explicarle mis síntomas. No le dio importancia y decidimos irnos a pasar el fin de semana a la montaña. El 8 de septiembre por la noche sangraba un poco y notaba calambres, así que nos fuimos a urgencias de madrugada. Me enviaron a casa con un paracetamol y un informe en que indicaban «riesgo de aborto», y me pidieron que descansara. No leímos el informe hasta varios días después. No hubo tiempo. A la mañana siguiente seguía sangrando y con unos dolores mucho más intensos. Cogimos el coche, volvimos a Barcelona y entramos en el hospital por urgencias. Me había puesto de parto. Ya había dilatado más de 6 cm. Los médicos me dijeron que era muy difícil detener el parto una vez que empezaban las contracciones (resulta que no eran calambres). Efectivamente, mi cuerpo expulsó al bebé, que con 22 semanas y un día, era demasiado pequeñito para hacer frente al mundo por sí mismo. Todo fue causado por una infección de placenta, lo supe tres meses después.

Fue un momento de mi vida traumático, muy difícil. Aún recuerdo los meses de embarazo con desagrado por las implicaciones físicas que conlleva. Si a eso añadimos que me había imaginado un parto natural, con mi pareja cogiéndome la mano y acompañándome durante el proceso, luces cálidas en la habitación y poco medicalizado, sin quirófanos, ni enfermeras, ni epidurales, se puede entender mejor que la realidad no resultó plato de gusto. Pasé la fase de dilatación en un cubículo de urgencias, conectada a un suero que trataba de frenar las contracciones. Cuando ya fue inevitable, me llevaron a un quirófano. Josep se tuvo que quedar fuera. No estaba preparada, no había hecho ni el curso en que te enseñan cómo respirar. Mi cuerpo quería expulsar al bebé y el resto de mi ser quería que se quedara adentro. Me decían que empujara, pero cómo, y por qué.

Se llevaron a Eloi en cuanto nació. Yo apenas me daba cuenta de nada. Después nos lo enseñaron. Era pequeñito y guapo. Se le veía tranquilo. Se había ido apagando, pero no había sufrido. Verle nos tranquilizó. Él no sufrió. Se fue.

Desde ese mes de septiembre hasta el verano, Josep y yo pusimos mucho empeño en recomponernos. En seguir adelante poniendo todo de nuestra parte para que la herida cicatrizara bien. No queríamos que una experiencia así dejara secuelas negativas entre nosotros. Evidentemente nos marcó, pero mi gran obsesión era no permitir que lo que nos había pasado se convirtiera en un muro de distancia e incomunicación entre nosotros. Por eso tratamos el tema abiertamente, lo hablamos a menudo y decidimos volver a intentarlo pasado un tiempo. Cuando me detectaron el tumor llevábamos un par de meses en ello.

Aunque algunos médicos insisten en que no existe relación alguna entre la pérdida del bebé y la aparición del tumor, a mí me cuesta creerlo. ¿Cómo no van a estar relacionados dos hechos tan importantes que le pasan a una persona en un espacio de tiempo tan breve? Ambos, además, directamente relacionados con la fertilidad y la feminidad. Ambos tan sensibles a las hormonas. Ambos tan extremos, y tan determinantes en lo que respecta a la vida.

Tras ese mes de septiembre del 2008 en que me puse de parto, me centré en recuperarme física y psicológicamente. Quería volver a quedarme embarazada, quería estar fuerte, preparada, y además quería recuperar el cuerpo que tenía antes. Porque conservar los kilos y las pieles caídas de un embarazo si tienes a tu bebé como recompensa final, es más llevadero que esos kilos de más que te llevas como único recuerdo al volver a casa desde el hospital.

Hacía ejercicio varias veces por semana, cuidaba mi alimentación incluso más que antes, y trataba de vivir y disfrutar el día a día con alegría. Estaba en forma, y preparada para comerme el mundo una vez más. Incluso había encontrado un nuevo trabajo que me estimulaba y me abría muchas puertas de cara a mi futuro profesional.

En este contexto nos encontramos con el tumor.

Tipos y fases del tumor

Evidentemente, lo primero que hice en cuanto tuve un minuto fue buscar en Internet todo lo posible acerca de los tumores de mama. Los profesionales de la salud convencionales te dicen que no lo hagas, supongo que porque no pueden controlar la información a la que accedes. Es cierto que Internet está llena de barbaridades, y que lo que leemos no es necesariamente riguroso, o incluso cierto. Pero también es verdad que podemos acudir a fuentes fiables, y que podemos cotejar la información obtenida buscando en sitios web diferentes y asegurándonos de que lo que leemos es riguroso.

Internet es una muy buena fuente de información si sabemos utilizarla y si somos capaces de relativizar lo que leemos (no tiene la misma fiabilidad lo que se comenta en un foro, que un artículo publicado en una revista científica, o que una noticia del periódico). Yo os animo a tratar de resolver vuestras dudas si eso os tranquiliza, e incluso a contar vuestra experiencia a través de la red si compartirla os ayuda. Una vez más, lo importante somos nosotras, sentirnos bien y buscar los ambientes que nos den fuerza y apoyo.

La AECC explica con claridad los distintos tipos y fases de los tumores de mama, definidos por cuatro tipos de parámetros:

1. Lugar donde se localiza el tumor
2. Biología de la célula tumoral
3. Clasificación TNM: Tamaño, ganglios (nodos) linfáticos afectados y metástasis
4. Grados histológicos

Tipos de tumores de mama

En función de su lugar

El cáncer de mama se origina anatómicamente en la unidad terminal ducto-lobulillar de la glándula mamaria.

Cuando el proceso de malignización se dirige en dirección al conducto se origina el carcinoma ductal. Cuando se dirige hacia el lobulillo el resultado es el carcinoma lobulillar.

La mama es una glándula. Llamamos cáncer de mama al tumor originado en las células y estructuras de esta glándula, por ello el cáncer de mama es un adenocarcinoma.

1. *Carcinoma «in situ».*
   Se llama así a la proliferación celular maligna que ocurre en el interior del conducto mamario, sin traspasar su pared (membrana basal), es decir, sin invasión o infiltración del tejido (estroma) que lo rodea. Se denomina:

a. Carcinoma ductal in situ o carcinoma intraductal
Si el conducto es un ducto.

b. Carcinoma lobulillar in situ
Si es dentro de un lobulillo.

La incidencia de ambos tipos tumorales ha aumentado en los últimos años. Cabe destacar la frecuencia con la que estas formas de cáncer de mama, muy localizadas, son multicéntricas (varias lesiones en la misma mama) y bilaterales (afectación de ambas mama). No se conoce qué porcentaje de estos tipos tumorales tan localizados pasan a ser tumores invasivos. El tiempo en que esto ocurre puede ser tan largo como entre 6 y 10 años.

2. *Carcinoma invasivo o infiltrante*
Se llama así a la proliferación celular maligna que traspasa la frontera natural anatómica del ducto o el lobulillo, invadiendo el tejido circundante. Es el tipo tumoral más frecuente y supone el 90 por 100 de los cánceres de mama. Fundamentalmente existen dos tipos de cáncer de mama invasivo:

   a. Carcinomas ductales: se originan en las células que revisten los conductos galactóforos (conductos por donde circula la leche hacia el pezón). Es el tipo más frecuente, representando el 80 por 100 de los cánceres de mama.

   b. Carcinomas lobulillares: se originan en las células de los lobulillos mamarios, donde se produce la leche. Su incidencia es mucho menor, del 10 por 100.

   c. Carcinoma inflamatorio de mama.
   Un tipo histológico raro pero más maligno. Las células tumorales infiltran los vasos linfáticos y la piel. La mama está globalmente enrojecida y caliente, como si estuviese inflamada, de ahí el nombre. La incidencia es baja, del 1 al 3 por 100 de todos los cánceres de mama.

   d. Otros tipos de cáncer de mama menos frecuentes son:
   - El *medular*
   - El *coloide*
   - El *tubular*

3. Enfermedad de Paget

Se llama enfermedad de Paget de la mama a una afectación de la piel del pezón o de la areola, asociada o no a un carcinoma subyacente intraductal («in situ») o invasivo.

Biología de la célula tumoral

En la actualidad debe considerarse la biología de la célula tumoral para establecer una clasificación del cáncer de mama. En función de la presencia de receptores hormonales en la célula tumoral, así como de la presencia o no de la proteína HER2, se pueden considerar los siguientes grupos o tipos de cáncer de mama:

1. Los hormonales

Son los tumores con receptores hormonales positivos para estrógenos y progesterona, los llamados también hormonodependientes. Suponen el 66 por 100 de todos los cánceres de mama y son más característicos de las mujeres posmenopáusicas.

2 Los HER2 positivos

La célula tumoral tiene la proteína HER2 sobreexpresada y no tiene receptores para las hormonas (estrógenos o progesterona).

3. Los triple negativos

La célula tumoral no posee receptores para hormonas (estrógenos o progesterona) ni tiene sobreexpresión de la proteína HER2. Su incidencia es mucho más reducida: suponen el 15 por 100 aproximadamente de todos los cánceres de mama.

4. Los positivos para todo

La célula tumoral tiene receptores positivos para hormonas (estrógenos o progesterona) pero también sobreexpresa la proteína HER2. Se estima que suponen un 12 por 100 de los cánceres de mama.

El sistema que con mayor frecuencia se emplea para su clasificación es el TNM. Estas siglas hacen referencia a tres aspectos del cáncer:

> ### La **T**
> Se refiere al tamaño del tumor o a su infiltración local. Con números adicionales, del 0 al 4, se describe este tamaño (T1 si es igual o inferior a 2 cm, T2 si está entre 2 y 5 cm, T3 si es mayor de 5 cm) y si hay expansión hacia la piel o la pared torácica, por debajo de la mama, T4.

> ### La **N**
> Se debe a la afectación de los ganglios linfáticos. Se numera de 0 (indica ausencia de infiltración ganglionar) a 3 (N1 si están afectados de 1 a 3 ganglios; N2 si están afectados de 4 a 9 ganglios y N3 si el número es igual o superior a 10 o bien si los ganglios afectados son distantes a la mama).

> ### La **M**
> Hace referencia a la afectación o no de otros órganos. Se numera 0, en ausencia de metástasis, o 1, con metástasis.

Estadios clínicos

Según el *T, N y M* el cáncer de mama se agrupa en las siguientes etapas o *estadios*:

> ### Estadio 0:
> Son lesiones premalignas. También se denomina carcinoma *in situ* (Tis). Las células tumorales están localizadas exclusivamente en la pared de los lobulillos o de los conductos galactóforos.

> *Estadio I (T1, N0, M0):*
> El tamaño del tumor es inferior a 2 cm. No hay afectación de ganglios linfáticos ni metástasis a distancia.

> *Estadio II:*
> Tumor entre 2 y 5 cm, con afectación de ganglios axilares o sin ella. Se subdivide en estadio IIA (T0, N1, M0 o T1, N1, M0 o T2 N0 M0) y en estadio IIB (T2, N1, M0 o T3, N0, M0).

> *Estadio III:*
> El tumor afecta a ganglios axilares o piel y pared torácica (músculos o costillas). Se subdivide en estadio IIIA (T0-2, N2, M0 o T3, N1-2, M0), estadio IIIB (T4, N0-2, M0) y estadio IIIC (T0-4, N3, M0).

> *Estadio IV:*
> El cáncer se ha diseminado, afectando a otros órganos como hueso o hígado (cualquier T, cualquier N, M1).

Esta clasificación en estadios está muy relacionada con el pronóstico de la enfermedad y la supervivencia. Así el porcentaje de supervivencia a los 5 años es del 100 por 100 en el estadio I y alrededor del 20 por 100 en el estadio IV.

Grados histológicos

Las características de las células malignas permiten una clasificación adicional. Las células que forman los cánceres de mama se dividen en función del grado. El grado está en relación al parecido que poseen las células tumorales con respecto a las células normales de la mama, e indican la velocidad con la que el cáncer puede desarrollarse:

> *Grado 1 o bien diferenciadas:*
> Las células se parecen mucho a las células normales y son tumores que crecen despacio.

> *Grado 2 o moderadamente diferenciadas:*
> Guardan cierta semejanza con las células de origen y su crecimiento es más rápido que en el grado 1.

> *Grado 3 o indiferenciado:*
> no se parecen a las células de donde proceden y crecen rápidamente. Son los que con más frecuencia se diseminan.

Fuente: (AECC)

El conjunto de estos parámetros define el tipo de tumor y, por tanto, el tratamiento a realizar. En función del tipo de tumor que tengas, se aplicará uno u otro protocolo.

Mi bulto era hormonodependiente al máximo, con HER2 negativo, y su clasificación TNM era T3 N0 M0. Es decir, se encontraba en un estadio IIB, (era por tanto de más de 5 cm –5,5 cm, para ser exactos–), sin ganglios afectados y sin metástasis. Además, era de crecimiento lento.

Capítulo Dos

¿POR QUÉ TENGO UN BULTO EN LA MAMA?

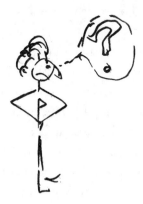

¿Qué es eso?

Ésta es una de las primeras preguntas que nos hacemos. Y una de las primeras que se queda sin respuesta. En una sociedad en que cada vez hay más mujeres diagnosticadas de cáncer de mama y cada vez más jóvenes, ¿cómo es posible que los expertos no sepan contestar a una pregunta tan sencilla?

Desde la medicina occidental

La medicina tradicional, como ciencia que es, se ha caracterizado por su gran capacidad para llevar a cabo estudios y analizar diferentes variables a partir del trabajo con grupos de muestra, que son un conjunto de personas con una característica (o una enfermedad) en común, y que llevan a cabo un mismo tratamiento. Los resultados obtenidos dan lugar a conclusiones, que se reflejan muchas veces en forma de estadísticas o de recomendaciones. Por ejemplo, «las mujeres que tienen un hijo antes de los treinta y cinco años tienen menos riesgos de padecer cáncer de mama».

Este tipo de medicina se centra sobre todo en atajar el problema, y en este punto difiere con otros tipos de medicina, ya que muchas veces la medicina occidental califica como enfermedad lo que otras corrientes consideran que es un síntoma, es decir, una expresión de nuestro cuerpo de que algo va mal.

La medicina occidental aporta soluciones rápidas y exactas. Es extremadamente eficaz resolviendo problemas agudos (cortar hemorragias, operar a corazón abierto para recuperar a una persona), y ha avanzado mucho y en muchas direcciones gracias a la gran cantidad de especialistas diferentes que se han centrado en comprender un órgano específico de nuestro cuerpo.

A partir de sus conocimientos, muchos médicos han desarrollado nuevas líneas de conocimiento que buscan la solución al problema desde el propio cuerpo, en lugar de buscarla fuera.

Un buen ejemplo de esta forma de hacer medicina es Andrew Taylor Still, el padre de la osteopatía. La osteopatía basa la salud en el correcto funcionamiento de nuestro cuerpo desde un punto de vista mecánico; en que la estructura ósea, muscular y nerviosa son capaces de funcionar libremente, sin obstáculos. A partir de su terapia de manipulación corporal, Still era capaz de devolver la salud a la gente enferma. Dijo en su día que «El cuerpo es la farmacia de Dios. En él están contenidos todos los líquidos, remedios, aceites humidificantes, opiáceos, ácidos, bases y las medicinas de todas las calidades que la sabiduría de Dios consideró necesarios para la salud y la felicidad del ser humano». Por tanto, si el cuerpo es la farmacia más completa del mundo, sólo hay que darle una oportunidad y ponérselo fácil para que pueda actuar.

Hay muchos más ejemplos de médicos investigadores que han abierto nuevos caminos en la ciencia, como la doctora Budwig, de la que hablaremos en el capítulo de la nutrición.

Sabemos que un tumor es un conjunto de células agrupadas, que debido a una mutación que nuestro cuerpo no ha podido controlar, comienzan a reproducirse rápidamente y de forma anómala. Estas células son destructivas, y pueden expandirse por el resto del cuerpo si no se detectan y tratan a tiempo, cuando todavía están localizadas en forma de bulto en algún lugar específico de nuestro cuerpo. Pero a pesar de sus esfuerzos, la medicina occidental todavía no ha sido capaz de encontrar una respuesta satisfactoria a la pregunta:

¿Por qué mutan las células?

Puesto que la medicina occidental hasta el día de hoy no ha encontrado una respuesta satisfactoria, quise buscarla en otras fuentes y en otros tipos de medicina.

La teoría del doctor Hamer

Ryke Geerd Hamer nació en Düsseldorf-Mettmann (Alemania) en 1935. Estudió Medicina, se especializó en Medicina Interna, y trabajó durante años conjuntamente con su mujer, médico oncólogo, con enfermos de cáncer.

En 1978, vive una experiencia que le cambiará la vida. Su hijo fallece debido a un cáncer. Poco después, el propio Hamer desarrolla un cáncer de testículos, y su mujer, un cáncer de mama. Es entonces cuando se pregunta por la relación existente entre ambas enfermedades, y comienza a investigar. Trabaja sobre la hipótesis de que un *shock* psíquico puede desencadenar diferentes tipos de cáncer. Son los denominados «conflictos biológicos».

Por un lado, comienza a preguntar a los enfermos acerca de sus vidas. Hamer trata de averiguar si han sufrido alguna situación traumática en los años previos a la aparición del cáncer. En todos los casos a los que se enfrenta, la respuesta es afirmativa. Como pequeña reflexión cabe señalar que los médicos oncólogos no plantean nunca esta pregunta al enfermo.

El trabajo de investigación le lleva a realizar escáneres cerebrales a un elevado número de pacientes, gracias a los cuales descubre que los distintos tipos de cáncer se pueden diagnosticar a partir de una imagen del cerebro, en el cual tienen un reflejo. El doctor Hamer comprobó que una misma enfermedad siempre se correlaciona con el mismo punto del cerebro. Así, las mujeres que han padecido un tumor en la mama tendrán en común una mancha en su imagen cerebral.

El doctor Hamer fue incluso más lejos en sus descubrimientos. A partir del estudio de sus pacientes, comprendió que los traumas emocionales similares generan la misma enfermedad en diferentes pacientes. En el caso del cáncer de mama, Hamer habla de un sentimiento de abandono, de pérdida traumática. Aunque también explica que no siempre es fácil de establecer la situación traumática que desencadena la enfermedad. En algunas personas, la enfermedad se va gestando durante años por motivos emocionales diversos (baja autoestima, rencor, enfado, sentimiento de injusticia).

Para la nueva medicina germánica, corriente que nace a partir de las investigaciones del doctor Hamer y que recoge y apoya todos sus postulados, lo que se define en términos médicos habituales como enfermedad es de hecho un proceso de sanación al que recurre nuestro organismo para superar algunas situaciones. Por tanto, sin intervención médica, pero con un trabajo activo y consciente por parte del paciente para superar y sanar su trauma emocional, además de otras medidas terapéuticas definidas por él y en las que coinciden la mayoría de terapias alternativas a la medicina occidental (alimentación, actitud, etc.), es posible neutralizar y eliminar el tumor.

A modo de conclusión de su trabajo, Hamer formuló *Las cinco leyes biológicas fundamentales*, cuya base es el estudio del ser humano como un todo. Nuestro cuerpo, y nuestras células, no son independientes de nuestra mente y de nuestros sentimientos. Por eso, las emociones o las experiencias traumáticas pueden generar desajustes orgánicos que se convierten en enfermedades.

1.ª ley:

La enfermedad tiene su origen en un *shock* traumático agudo que en función del sentimiento que genere la vivencia subjetiva del paciente, se verá reflejado en un punto del cerebro y en su órgano correspondiente. Este proceso se da simultáneamente en la psique, en el cerebro y en el propio órgano.

2.ª ley:

Profundiza en las fases de la enfermedad.

3.ª ley:

Explica la correlación entre la psique, el cerebro y los órganos.

4.ª ley:

Describe el propósito biológico de los hongos y microorganismos que habitan nuestro cuerpo.

5.ª ley:

La enfermedad tiene un significado biológico y un propósito, que es el de resolver un conflicto.

La figura del doctor Hamer es polémica. Él mismo fue consciente de las dificultades que podían darse –y que de hecho se dieron– a su alrededor. Hasta tal punto que la nueva medicina germánica insta a sus pacientes a vivir su tratamiento de una forma reservada, evitando juicios y disputas con terceros. El enfermo necesita dirigir toda su energía y consciencia hacia sí mismo y su curación, y no puede permitirse el lujo de derrocharlas tratando de convencer a otros de la validez de las teorías del doctor Hamer. El poder del entorno es enorme, y los comentarios negativos no aportan nada, tan sólo suponen un lastre.

Independientemente de la posición que defendamos, el doctor Hamer y sus propuestas resultan extremadamente interesantes. El planteamiento que hace de la enfermedad da que pensar. No somos máquinas, sino personas… Y si hoy en día se acepta que una situación de estrés provoca una bajada de defensas en el organismo que favorece la propagación de infecciones, ¿por qué no llevarlo un poco más lejos? Al fin y al cabo, para que el cáncer se desarrolle también se produce previamente una bajada de defensas en nuestro sistema inmunitario. De hecho, a lo largo de nuestra vida, nuestro organismo produce multitud de células malignas, pero si se encuentra fuerte y sano, es capaz de identificarlas y neutralizarlas. Por tanto, tales células no se extienden ni se multiplican de forma descontrolada, ya que antes de poder hacerlo, dejan de existir.

Parte del trabajo del doctor consistió en elaborar unas tablas de correlaciones, en las que a partir de un tipo de emoción traumática se deduce el tipo de enfermedad que se puede desarrollar (o a la inversa). En el caso del cáncer de mama, éste se correlaciona con experiencias de pérdidas repentinas de seres queridos, de abandonos, de problemas relacionados con la maternidad…

Antes de conocer al doctor Hamer, mi intuición ya me indicaba que necesariamente tenía que existir una relación entre mi embarazo, el parto prematuro y la aparición del tumor. Las teorías de Hamer no hicieron más que corroborarlo.

El punto de vista de la Medicina tradicional china

La medicina tradicional china (MTC) tiene más de cinco mil años de antigüedad. Es una medicina preventiva cuyo objetivo es mantenernos sanos: evitar, más que curar.

Los seres humanos somos energía que fluye por nuestro cuerpo a través de los meridianos. Los meridianos son nuestras «carreteras energéticas». Cientos de meridianos recorren nuestro cuerpo. Doce de ellos se consideran los principales.

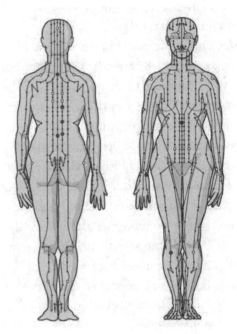

Los meridianos[1]

---

1. www.admedicos.com

Cuando la energía fluye correctamente, nuestro cuerpo, y nuestras emociones, están en equilibrio. Gozamos de plena salud. El problema surge cuando este equilibrio se rompe, ya que como consecuencia de ello se generan vacíos y estancamientos energéticos que traen como consecuencia la enfermedad. Por tanto, el primer concepto que marca una gran diferencia entre la medicina occidental y la MTC es que para la MTC la enfermedad es una consecuencia, el final de un proceso, mientras que para la medicina occidental es el principio.

La MTC no se centra tanto en los signos y síntomas de las enfermedades como en los desajustes a largo plazo, que poco a poco van descompensando todo el organismo. Es decir, que en el caso de un bulto en la mama el proceso de curación que proporciona la MTC no comienza por extirpar el tumor, sino que su desaparición es la consecuencia última y el resultado final de un tratamiento que comienza por identificar cuál es la causa del tumor, qué lo está generando. Seguramente es un desajuste en el organismo. Por alguna razón, las órdenes que nuestro cerebro está enviando no son las adecuadas, ya que se ha producido un desequilibrio. Y las causas que lo producen pueden ser de carácter emocional. Nuestra manera de sentir puede afectar a nuestra energía. Así que la curación comienza por modificar esas órdenes que envía el cerebro. Los encargados de provocar este cambio y eliminar los estancamientos o hacer que nuestra energía circule de forma fluida son los maestros de la MTC, médicos que gracias a diversos métodos diagnósticos, a sus agujas de acupuntura, a sus hierbas de fitoterapia (ciencia que utiliza las plantas con fines terapéuticos), consiguen reequilibrar nuestras energías para recuperar la salud. Su trabajo se centra en los doce meridianos principales, ya que son los más superficiales y accesibles desde el exterior.

Si hablamos de la existencia de un tumor, una vez comenzado un tratamiento con MTC, en lugar de generar células malignas, comenzaremos a generar lo necesario para bloquear, inhibir y finalmente hacer desaparecer esas células. De ahí que la desaparición del tumor se dé en la última fase del proceso de curación. Antes de nada, el cuerpo necesita comprender qué le está sucediendo, reequilibrarse. Una vez logrado este primer objetivo, podrá comenzar a solucionar el problema.

Desde este punto de vista, una vez tratado y superado el tumor de mama, no hay lugar para la metástasis, porque el cuerpo ya ha encontrado su equilibrio, se ha podido sanar y se ha recuperado.

No son sólo el doctor Hamer y la MTC quienes explican la relación de nuestro cuerpo con nuestra mente y nuestras emociones, y quienes tratan al individuo como un conjunto. Éstas son sólo dos escuelas médicas y de pensamiento, pero existen muchas más (la medicina ayurvédica, por citar otro ejemplo). De hecho, si nos fijamos en la manera en que las diferentes culturas abordan la salud de los seres humanos, nos damos cuenta de que sólo la medicina occidental, tal y como se practica hoy en día, entiende y trata al individuo por partes, especializándose en órganos y sistemas, en lugar de tratarlo como un conjunto en el que todas las piezas están conectadas entre sí.

Capítulo Tres

ANTES DE COMENZAR
EL TRATAMIENTO

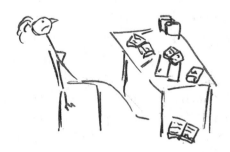

Cuando te dan los resultados de la biopsia, comienza una carrera contrarreloj por salvarte la vida, en la que cada minuto, cada hora, cuentan. Así me lo trasmitieron a mí. Y yo me preguntaba... *¿Es así como quieren que me sienta?*

Normalmente en esos momentos, tu cabeza suele girar como una noria. La situación que vives es totalmente irreal. Apenas hace un par de días llevabas una vida normal y, ahora, parece que si dejas pasar un segundo más, estás prácticamente firmando tu propia sentencia. En pocas horas, tu vida se ve inundada de palabras y conceptos hasta entonces desconocidos. Te instan a decidir de forma apresurada, sin saber apenas nada. Parece como si no quisieran que tuvieses un criterio, una opinión propia. Cuanto antes empieces, mejor. Hoy, mañana, dentro de dos días. No se dan cuenta de que necesitas un poco de tiempo para digerir lo que te está pasando y dar el paso de forma consciente. No, no te dejan ni hablar ni dudar. Como si dudar cuestionara la validez del tratamiento o si el hecho de hacerte y hacerles preguntas cuestionase su profesionalidad. Y, en realidad, no dudas por eso. Es tu incredulidad la que se refleja en esa duda, tu perplejidad frente a algo que no te esperabas. Y una misma, tal vez gracias a la tranquilidad que da recordar ese momento en la distancia, no puede evitar preguntarse… ¿Por qué me empujan de esta manera hacia el miedo? ¿Por qué tanto interés en hacer las cosas tan deprisa? Según la ASCO (American Society of Clinical Oncology), el 98 por 100 de las mujeres que han padecido un tumor en la mama sin ganglios afectados siguen con vida después de 5 años. La AECC estima que el 78 por 100 de afectadas, sin diferenciar el alcance del tumor, siguen con vida después de 5 años. Son unas estadísticas increíblemente positivas. Los números hablan por sí solos.

¿Por qué tanto dramatismo? ¿Por qué tanta urgencia? Te dirán que gracias a esa urgencia las estadísticas son así de positivas, pero no parecen darse cuenta de que, para el paciente, una semana extra de reflexión antes de comenzar el tratamiento es seguramente mucho más valiosa que entrar directamente y a ciegas en una vorágine de procesos urgentes para los que no se ha preparado psicológicamente. Sin un mínimo de reflexión, se introducen además unos componentes de estrés y de miedo innecesarios y perjudiciales para el proceso de recuperación final. Así pues, pongamos cada cosa en su lugar.

Estoy perdida

No sé qué creerme, no sé a quién creer, ni a quién escuchar. Todo el mundo opina. Todo el mundo conoce a alguien que ha pasado por lo mismo. Y todos, absolutamente todos, me recomiendan algo, una terapia alternativa, un médico, una asociación…

Seguramente éste es uno de los sentimientos compartidos más característicos de este momento. El aluvión de información es tal que te sientes desbordada. En sí misma, la noticia no es fácil de digerir. A partir del momento en que sabes que tienes un tumor, de una manera u otra tendrás que adaptar tu vida a una situación nueva y excepcional que implica cambios. Y los cambios, ya se sabe, cuestan. Si además añadimos las altas dosis de desconocimiento e incertidumbre que nos rodean, la cosa se complica. Nuestro cuerpo y nuestra mente se ponen en «estado de alerta».

Queremos saber, y hacemos preguntas; pero a la vez, frente a las respuestas nuestra mente se bloquea para protegernos. Poco importa cómo hayamos encarado nuestra vida hasta entonces, y las decisiones que hayamos tenido que tomar. Incluso si creíamos tener una posición clara respecto al tratamiento a seguir en caso de que un día nos tocara pasar por esta experiencia, probablemente nos sorprenderemos a nosotras mismas sintiendo y pensando aquello en lo que creíamos que no íbamos a caer.

¿Y a quién escuchar? ¿Qué decisiones tomar?

Antes de nada, creo que es importante aceptar como parte del proceso ese vértigo que sentimos hacia lo desconocido. Dicen que entre las situaciones que generan más estrés en la vida de una persona se encuentran el cambio de casa y el cambio de trabajo, pues en esos momentos se nos desmontan las estructuras sobre las que habíamos organizado nuestra vida. La cotidianeidad es importante, nos da seguridad. Y el entorno conocido en que nos movemos en nuestra vida cotidiana ayuda a crear lazos y referencias que nos permiten estar relajados. Cuando nos encontramos ante algo nuevo, de inmediato nos ponemos en guardia, para analizar si es bueno o malo, apto, adecuado... Al mudarnos a una ciudad nueva buscaremos hasta dar con el dentista que nos gusta, el panadero, el mecánico... Pues sólo entonces alcanzamos la tranquilidad de saber que si el coche, por ejemplo, tiene un problema, conocemos el lugar donde nos lo arreglarán sin sentirnos estafados.

Cuando nos dicen que tenemos un tumor, la situación es semejante. Nuestro día a día se trasforma. Y cuesta aceptarlo, porque lo más probable es que físicamente no hayas notado ningún cambio, por tanto, racionalmente, tu cabeza no ve necesario comenzar tratamiento alguno. Aun así, lo tendrás que hacer, sea el que sea, y seguramente cambiará el ritmo de tu vida. Los cimientos y la rutina en que te habías instalado se moverán drásticamente y de forma inesperada, con la agitación que eso conlleva.

Por todo ello, es importante aceptar el estrés frente a la nueva etapa que está a punto de comenzar como algo normal. Todo tu sistema se pone en guardia para vivir esta situación lo mejor posible. Algunas veces te bloquearás, sentirás miedo o te encontrarás frustrada e impotente ante tantas voces a tu alrededor. Cuando te sientas así, lo más importante es volver a la fuente, a ti misma. Recordar quién eres, y cómo eres. Las respuestas más importantes vienen de dentro de uno mismo. El caos o la ansiedad pueden dificultarnos la escucha del mensaje que nace de nosotros mismos, el saber qué queremos de verdad. En esos casos *lo mejor es detenerse y sentir.*

Y ¿cómo se hace eso?

Creo que, en el fondo, todos conocemos las respuestas, aunque cueste llegar a ellas… Si imaginas las distintas elecciones que tienes que hacer, y las opciones que se te muestran, seguramente unas te resultarán fáciles, y otras serán arduas, impuestas de alguna manera por la razón, pero con ruido de fondo, como un chirrido… Ahí está la clave de la decisión.

Una de mis primeras decisiones antes de comenzar la quimioterapia fue la de ir a ver a una homeópata. Me habían contado maravillas acerca de esta persona. Era una mujer que había pasado por un cáncer de mama hacía unos años, y ofrecía unos tratamientos naturales que ayudaban a sobrellevar la quimio y a paliar sus efectos secundarios. Nuestra visita duró una hora, durante la cual fui extremadamente sincera, explicándole cómo había sido mi vida hasta entonces, qué proyectos me había planteado a corto plazo (hasta el momento del diagnóstico), y cómo quería salir adelante y seguir con mi vida después del tratamiento. Le hablé de las herramientas de las que disponía, de mi propia fuerza para avanzar, y de los pilares emocionales que me rodeaban y de los que me nutría. Ella me escuchó, y puso en cuestión esos pilares. Dijo una frase que en su momento resultó inocua, y más adelante comprendí, fue la que me hizo tambalear: «Ni tú, ni yo, ni nadie podemos hacer magia. Hay cosas que son como son».

Salí de su consulta, incómoda. Algo chirriaba en mi interior, y no sabía el qué. Fui a la farmacia a comprar los productos que me había recetado. Seguía incómoda. Hasta entonces no había dudado de mí misma, ni de cómo abordar la experiencia del tumor. Mis pasos eran seguros. Veía claro que los recursos estaban dentro de mí, que mi manera de vivir el proceso era mirar de frente a eso que llaman cáncer y a la sociedad, y negarme a aceptar el estigma de la enfermedad. No caería en la autocompasión ni en el victimismo, porque nunca lo había hecho, y porque además, esos sentimientos forman parte de la sociedad ante el cáncer, pero no me pertenecen. El cáncer ya no era una palabra ajena o una enfermedad que sufrían otros. Lo tenía dentro. Y al detenerme a escuchar y a sentir, mi vocecita interna no hablaba el mismo idioma que esa sociedad temerosa y alarmista. Mi voz me hablaba de un proceso, de una posibilidad de búsqueda. Mi cuerpo me alertaba, y el trabajo que me quedaba por hacer consistía en comprender qué había estado pasando en mi vida durante años para que se desencadenara el cáncer. Sin culpas, sin remordimientos, y sin juicios. Somos como somos, y vamos viviendo según lo que aprendemos y las elecciones que tomamos. Mi gran regalo ha sido comprender desde donde estoy ahora, por qué he vivido como he vivido y por qué he sido como he sido. No me planteo cambiar de forma artificial aquello que, según Hamer, puede haber desencadenado la proliferación de células malignas. Me basta con haberlo comprendido y vivir con esa apertura de conciencia, soltando lastre.

Por eso la conversación con la homeópata me chirriaba tanto. Había puesto en duda mis convicciones. Y de una manera u otra, aceptar su tratamiento suponía elegir entre lo de fuera (esa doctora, considerada tan buena y efectiva), o lo de dentro (yo misma).

Comprendí la situación tras varios días muy difíciles. Opté por agarrarme a mí misma y ser consecuente con ello. A partir de ese momento, me dije: basaré mis decisiones en aquello que me haga sentir bien, tranquila y en paz. Ése será el medidor de mis acciones.

En momentos así, en los que necesitaba escucharme y comprenderme, fueron de gran ayuda el silencio, la meditación, y la música. Todos tenemos canciones que nos conectan con lo mejor de nosotros mismos. En mi caso, las de Aute, me trasportaban a ese lugar en el que me descubro sin tapujos. Su música y su filosofía me han acompañado desde la adolescencia, recordándome qué tipo de persona quiero ser. Y durante el proceso del tumor, escuchar sus discos me ayudaba una vez más a entrar en contacto con mi esencia y a recuperar la paz.

Evidentemente, no volví a la homeópata ni me tomé sus medicamentos. Y creo que no me equivoqué.

¿Por qué yo?

Una vez más, podemos dar respuesta a esta pregunta desde varios puntos de vista:

El utilizado en la medicina convencional

Según la AECC, una de cada ocho mujeres tendrá en algún momento de su vida un bulto de características cancerígenas en la mama. Estas estadísticas manejan también factores ambientales (la exposición a las radiaciones o a la contaminación en el lugar en que vives, tu estilo de vida) y factores hereditarios. Por tanto, no es tan difícil que te toque. Seguramente una persona tiene más probabilidades de tener un tumor de mama que de cambiar de nacionalidad, por ejemplo. Las probabilidades que se manejan en las oposiciones, o para entrar incluso en colegios y universidades, son más altos, y nadie se hace la gran pregunta en estos casos. Por tanto, podríamos dejarnos llevar por la casuística y concluir que, simplemente, te toca.

El de la medicina integral, u holística

Nuestro organismo es la máquina más perfecta que existe. Cuando nacemos se comporta de forma armónica. Está programado para funcionar bien y, en caso de existir problemas, para «arreglarse» solo, e incluso regenerarse. Siempre busca el equilibrio, y la salud.

* * *

Ante las agresiones, nuestro cuerpo, al igual que nuestra mente, reacciona. A veces es fácil y tangible percibir las consecuencias de estas reacciones, y otras, no tanto. Cuando la manifestación de esas reacciones es una enfermedad, la disfunción se hace evidente. Algo no funciona y el ser humano busca la manera de curarlo. Podemos atacar directamente la enfermedad en sí, o buscar las causas primeras que han provocado la disfunción.

Masaru Emoto, en su libro *Los mensajes del agua*, nos descubre un mundo sorprendente. Como tantos otros investigadores, cree en la memoria del agua, en su energía y en su conciencia. Tratando de comprender un poco mejor su comportamiento, llevó a cabo un estudio exhaustivo en el que se dedicó a trabajar con distintas muestras de agua para después fotografiarlas.

Las moléculas del agua, al congelarse, se agrupan en racimos. Las estructuras que forman las moléculas son diferentes en función de las características del agua. Un agua de manantial, por ejemplo, formará bellas formas geométricas, mientras que el agua contaminada no llegará a agruparse. Estas formas son la *memoria del agua*. Nos trasmiten un mensaje, su energía. El agua que fluye, que se oxigena y está en contacto con la naturaleza limpia, es *agua viva*. En cambio el agua estancada, canalizada y tratada en depuradoras para consumo humano, es muchas veces un agua carente de energía vital. Se la denomina *agua muerta*.

Sorprendentemente, el agua no permanece estática y ajena al entorno. Por el contrario, es increíblemente sensible a las emociones a su alrededor, las recoge y las hace suyas. Las fotografías que el doctor Emoto tomó durante años a los cristales de agua nos muestran cómo su forma varía en función de la exposición a la que se someta. El doctor Emoto experimentó exponiendo diferentes muestras de la misma agua destilada a distintos estímulos. En algunos casos escribió en la botella palabras como «Amor», «Gracias», «Te odio», «Estúpido».

En otros expuso las muestras al sonido de la música clásica, o de la música *heavy*. Cuando analizó sus cristales, observó que la forma que adoptaba el cristal de agua variaba. Así, el cristal de la palabra «Amor» es limpio, armónico, perfecto. En cambio, con las palabras «Te odio» no se formaban cristales, sino estructuras desagradables y caóticas… Por tanto, el agua no sólo tiene memoria, también tiene *conciencia*. Reacciona ante los estímulos, y es sensible a las vibraciones energéticas que emiten las palabras (la misma palabra de connotaciones positivas escrita en distintos idiomas formó cristales diferentes, todos ellos bellos y ordenados), la música, los sentimientos.

Un paso más en sus investigaciones llevó a Emoto a comprobar que el agua es además capaz de modificar su entorno. El *agua viva* está cargada energéticamente, y trasmite vida. El agua muerta está carente de esta energía vital y por tanto puede acabar generando enfermedad.

Estamos compuestos de agua en un 70 por 100 aproximadamente. Nuestros pensamientos son como palabras escritas en una botella, como música que nos envuelve, y nos modulan. Nuestro cuerpo no es ajeno a nuestro entorno, ni a nuestros sentimientos y pensamientos. De la misma manera que el agua se expresa a partir de los estímulos a los que está sometida, también nuestras células lo hacen. La felicidad es sobre todo una actitud que no depende de lo que vaya sucediendo en nuestra vida, sino de cómo decidimos vivir las situaciones que atravesamos. Y cada uno de nosotros tenemos responsabilidad y capacidad de actuación sobre nuestros pensamientos, nuestras emociones, nuestros deseos.

Cuando elegimos estar contentos, el cuerpo duele menos, las enfermedades se curan antes, porque nosotros mismos ejercemos sobre nuestro sistema un efecto sanador. Cuando creemos en nosotros, llegamos más lejos y de manera más fácil. La enfermedad puede ser una consecuencia de nuestra manera de encarar la vida, con tristeza, enfado o amargura, de los mensajes que nos hemos estado enviando a nosotros mismos, a nuestra agua. Pero no estamos aquí para juzgarnos, sino para comprender, en la medida de lo posible, un poquito más, y para poder actuar de acuerdo con ello. Porque sólo cuando comprendemos podemos comenzar a modificar, pasito a pasito, comportamientos, actitudes, que nos ayudarán a ser más felices y harán nuestra mochila más ligera.

Así pues, si retomamos la pregunta que encabeza estos párrafos, tal vez sea necesario reformularla. Ya no es «¿por qué yo?», sino «¿qué me está queriendo decir esto que me ha pasado, y cómo puedo curarme?».

Puede que reformular la pregunta nos ayude a mirar nuestra vida desde un punto de vista que hasta ahora no habíamos utilizado. Al hacerlo, es posible que obtengamos pistas que nos ayuden a encontrar respuestas Todos los científicos están de acuerdo en que el estrés puede generar un cáncer. Ahora podemos vislumbrar con un poco más de claridad el porqué. Si cada día, durante años, vivimos en un estado de ansiedad, de desencanto con lo que hacemos, con disgustos, prisas y agobios, ¿qué mensajes le estarán llegando a nuestras células? La enfermedad puede ser el mejor aviso, porque nos ayuda a parar y a replantearnos nuestra vida. Es un proceso más a superar, tras el cual, saldremos fortalecidos.

¿Me voy a morir?

La gran pregunta. La pregunta que todas nos hemos hecho. Varias veces, releyendo mis notas y borradores, me preguntaba si no sería mejor, menos arriesgado, dejar a un lado este párrafo y continuar avanzando con el libro como si no se me hubiera ocurrido. Pero no puedo ignorarlo, porque precisamente ahí está la clave del mensaje y de nuestra propia experiencia.

La sociedad y la historia se han encargado de dotar a los tumores, quistes y demás bultos corporales anormales de un enorme poder. No quiero ser incauta y gritar al cielo que tener un tumor es como tener una espinilla. No es así. Pero tampoco creo que el mensaje de terror, enfermedad, muerte y desolación que aún trasmite la palabra cáncer sea acertado. No se encuentra en línea con la realidad. Al menos en el caso del tumor de mama que yo he experimentado.

La gente se ha muerto, y se muere, de muchas cosas. Hace no tanto tiempo, cualquier infección, incluso un dolor de muelas, podía ser el fin. Poco a poco, gracias a la ciencia, a las muchas horas de estudio que han dedicado los investigadores, y a la comprensión de nuestra propia esencia como ser humano con la ayuda de pensadores de todo tipo, hemos ido avanzando. Me parece importante destacar la tarea de los pensadores y conocedores de nuestra psique, pues sus avances son menos evidentes que los de la ciencia, pero igual de reales. Las terapias, el trato humano, el trabajo consciente pueden hacer desaparecer las alergias, las fobias, la depresión. Hoy en día lo sabemos. Está demostrado, y a pesar de todo, no es ése el mensaje que recordamos cuando se nos anuncia la existencia del tumor. Sólo pensamos que nuestra vida se ve comprometida por algo que nos está sucediendo y que se ha llevado mucha gente a la tumba. Y es importante tener claro que nos podemos morir de un tumor igual que nos podemos morir de muchas otras cosas. Un tumor no es sinónimo de muerte, ni de desgracia. Tener un tumor no te convierte en una persona maldita, proscrita, en un pobre individuo. Tener un tumor es una más de las muchas cosas que nos pueden pasar en la vida. Y la mejor forma de superar el proceso es hacerlo tuyo e integrarlo como una etapa más de tu vida, a la que has llegado seguramente por algún motivo (a cada uno de nosotros corresponde ese trabajo de interiorización), y para la cual estás preparado. Ojo, eso no quiere decir que el tratamiento (ya sea quimioterapia o cualquier otra cosa) no sea necesario. Es fundamental ser responsable. Pero esa responsabilidad incluye tomar las riendas del proceso, porque somos nosotros los únicos con derecho a dirigir nuestra propia vida, y no los médicos. Es importante informarse, escucharnos y escuchar, aprender y hacer de este momento el principio de una transición hacia otro punto en el que el juicio y las opiniones de los demás ya no tendrán la importancia que tenían; las obligaciones ya no serán tantas, y la vida tendrá un toque algo más liviano, menos grave. Comprenderemos que nada es tan trascendente, y nuestra propia existencia será motivo de alegría sin necesidad de buscar más allá.

¿Cómo se lo explico a la gente?

De todo lo que implicaba tener un bulto en la mama, incluyendo el tratamiento y sus efectos secundarios, las operaciones, las visitas a médicos, etc., lo que me producía un desagrado más hondo y profundo era pensar en que la gente comenzaría a compadecerme y sentir lástima por mí.

Precisamente porque, como hemos visto, la palabra *tumor* trasmite unas connotaciones trágicas, saber que una persona cercana a ti lo padece, puede generar sentimientos de pánico en tu entorno, que en absoluto ayudan. El «pobrecita», sigue estando en boca de la gente. Y esa reacción de los demás, te pongas como te pongas, es incontrolable. ¿Será por eso por lo que me decidí a escribir este libro? ¿Porque me cansé de luchar contra corriente para neutralizar esos sentimientos con los que no me identificaba?

Probablemente tú te encuentras fuerte y optimista frente al proceso que estás viviendo, porque sabes lo que sientes, lo vives de cerca y cada día te levantas sabiendo que estás más cerca del final de esta etapa. El resto de la gente vive tu experiencia en la distancia, muchas veces sumergidos en ese mar de pesadumbre que encontramos al hablar con los médicos, ir a los hospitales o leer algunas historias dramáticas.

Hablar de tu tumor es decisión tuya, y cualquier opción que tomes será buena. Eso sí, antes de elegir, detente a pensar en el impacto de la opción que escojas.

Encarar la situación de frente,

y comunicar a toda la gente de tu entorno que te han descubierto un bulto en el pecho y que debido a ello comenzarás un tratamiento, es una posibilidad. Si lo haces, te harán preguntas, querrán saber qué tratamiento seguirás y desearán estar informados. Al contarlo tú, ellos y ellas considerarán normal explicárselo a terceros. En poco tiempo mucha más gente de la que imaginas lo sabrá. Si eres celosa de tu intimidad y no te gusta que hablen de ti, esa situación puede afectarte, porque el proceso que atraviesas no deja de ser un momento íntimo y personal, y saber que tanta gente está al corriente de tu vida puede hacer que te sientas expuesta y vulnerable. Para qué negarlo: a veces, los males ajenos se convierten en charlas de sobremesa, y según quien hable del tema, pueden introducir esas connotaciones fatalistas, tan poco apropiadas.

Compartirlo con tu entorno,

por el contrario, puede servirte de ayuda porque al expresarlo en alto te escuchas a ti misma y te ayudas a creértelo. Además, tus amigos y familiares pueden ser un buen apoyo y una fuente de cariño.

Si no lo cuentas,

algunas personas pueden encontrarte un tanto extraña, distante en el trato, poco accesible. Tus reacciones pueden ser inesperadas o poco habituales (a lo mejor no te apetece ir a una cena) y te encuentras dando, e incluso inventando, excusas para evitar el asunto. La ventaja en este caso es que esa gente seguirá tratándote como hasta ahora, sin deferencias ni compasión. Y cuando te pregunten qué tal, no será un «cómo lo llevas», sino la misma pregunta de siempre.

La familia más directa

requiere otro planteamiento. Porque en este caso ya no se trata tanto de ocultar la situación, creo yo, sino de conseguir trasmitirles tu forma de ver el proceso, y ayudarles a caminar a tu lado con esa misma energía que tú tienes. Por nuestros seres queridos es por los que más sufrimos. Queremos protegerlos del dolor inútil, y no es fácil encontrar la mejor manera.

Lo mejor es recordar muy bien lo que ya sabes y agarrarte a esa certeza, para que la emoción no te arrastre y para que puedas eliminar de un plumazo los pensamientos negativos que puedan surgir. Si hablas con tus padres, recuerda que pertenecéis a generaciones diferentes. Seguramente ellos vieron caer a algunos amigos y familiares por un tumor, así que puedes comenzar explicando cómo son ahora las cosas, lo mucho que hemos avanzado. Si te ven sonreír y quitarle importancia, seguirán tu ejemplo, porque escucharán lo que les quieras explicar.

Si es a tus hijos a quien tienes que dar la noticia, lo mejor es hablar con naturalidad y ser honesta. Puede comenzar una etapa difícil, en la que físicamente no puedas dar lo mejor de ti como otras veces, pero no durará para siempre. Igual que comienza, se acabará pronto. Y siempre va quedando menos.

En mi caso, hice un poco de todo. Mi reacción inicial fue no contar nada. No me quedaba más remedio que aceptar que lo supieran las personas con las que me iba a encontrar necesariamente, las de mi día a día. Pero nada más. No quería que lo supiera nadie más: ni los amigos, ni los conocidos, ¡y mucho menos los desconocidos! El día que se lo conté a mis padres, les pedí que no lo difundiesen. Ellos viven en una ciudad más pequeña que la mía. Cuentan con una red de amigos que los arropa. Y sé que en algunos momentos habrían necesitado hacerles partícipes de sus sentimientos. Pero a mí me costaba aceptar que la gente estuviera informada acerca de mis momentos más íntimos. Estoy acostumbrada a controlar lo que ocurre en mi entorno. Es la consecuencia, en cierto modo, de la vida profesional a la que me he dedicado hasta ahora. Trabajar por proyectos en una empresa multinacional en la que la exigencia es alta y los tiempos limitados, te modela. En mi trabajo, prácticamente para todo se diseña un plan, una estrategia, una forma de abordar el problema, con una lista de acciones que realizar en unos tiempos determinados y una lista de personas implicadas en esa labor, con unas responsabilidades específicas. Por eso me planteé el tumor y el tratamiento de la misma manera. Como algo por lo que pasar, con unos tiempos, unos plazos, unas fitas a superar y un resultado que, evidentemente, sería el mejor. Desde el principio me dije a mí misma: yo puedo con esto, y dejaré a los médicos boquiabiertos con mi evolución.

Así que, como consecuencia de mi actitud frente a mi bulto, mi madre vivió mi tumor a su manera, como pudo, al igual que mi padre, mis hermanos, la familia de mi pareja y mis amigos y amigas. Prácticamente no me hacían partícipe de sus charlas con terceros, si las tenían. Pude esquivar comentarios como «Pepita te envía recuerdos», o «Pues ¿sabes que la hija de Paquita también lo ha tenido?». Todos cargados de grandes dosis de cariño, sí, pero que a mí no me ayudaban. De mi vida suelo contar poco acerca de lo que realmente es importante, porque saber que otros lo saben me hace sentir vulnerable. Pensar que la gente sabía que tenía un tumor me hacía sentir débil y expuesta, y necesitaba estar más fuerte que nunca, creer que controlaba lo que ocurría a mi alrededor. Así nada podría hacerme caer. Evidentemente, el control es un espejismo. Pero pude diseñar mi día a día cada mañana. Preferí limitarme a mi pequeño universo, en el que más o menos sabía lo que pasaba. Se estructuraba en torno a rutinas como la ducha matinal, el yoga, la visita al hospital, al tratamiento alternativo que me tocara, sin grandes sorpresas. Lo vivía con flexibilidad, en función de mi estado de ánimo y de la fuerza con que me levantara esa mañana, sin exponerme a situaciones que pudieran resultar emocionalmente agresivas. Sabía que lo importante de verdad estaba bien anclado: mi pareja, mi familia, mis amigos y yo.

Es interesante ver cómo reaccionan las personas ante una misma situación. Tengo dos hermanos y su forma de vivir el tema fue completamente diferente. El mayor se involucró mucho: me llamaba, se interesaba, servía de apoyo a mi madre, escuchándola y restando dramatismo al asunto, y estaba al corriente de todos los pasos que íbamos dando. Fue un pilar clave para mí porque se ocupó de suavizar los momentos bajos que pudiera vivir la gente cercana a nuestro entorno. Me protegió de tal manera que con su presencia y su actitud evitó que Josep y yo tuviéramos que hacer frente a conversaciones difíciles.

Mi otro hermano, que es médico de profesión, curiosamente optó por vivir mi proceso en la distancia. Atravesaba un momento complicado, e imagino que su propia situación ya resultaba en sí misma lo suficientemente difícil de gestionar. O tal vez simplemente prefirió no involucrarse demasiado. Lo cierto es que apenas tuve contacto directo con él en todo ese año.

En principio tampoco dejé que mis amigos se lo dijeran a los suyos. No quería estar en boca de nadie. Y respecto al trabajo, el tumor apareció cuando estaba en plena transición. Acababa de encontrar un nuevo proyecto en el que nunca me llegué a involucrar, por tanto no tuve que justificarme. Casi en paralelo con las pruebas diagnósticas, tomé parte activa en una nueva iniciativa profesional que me mantuvo entretenida y que llenó con ilusión y amistad esos meses. Era un proyecto que por sí mismo dibujaría sus tiempos y su trayectoria. Fue un regalo más, cargado de sorpresas, de cariño y de calidez.

Sin embargo, mi actitud frente a la situación terminó evolucionando al comprender que ni soy tan importante como para que todo el mundo esté hablando de mí constantemente, ni que el hecho de que ocurra tiene por qué afectarme más o menos. Por más que ocultase información, no lograría trasformar el guión de mi vida en el de una película perfecta. Hubiera preferido que no me hubiera pasado nada, no haber vivido experiencias tan fuertes siendo tan joven. Pero, ¿a quién quiero engañar? Mis experiencias son las que son, y no son ni más ni menos duras que las de los demás. De cada persona conocemos muy poquito. E incluso una vida aparentemente insulsa, monótona o lineal, seguramente es para su dueño un tobogán de experiencias. Lo que para nosotros son pequeños cambios, para otros pueden ser grandes precipicios. Lo importante no es lo que te pasa, sino cómo lo percibes, qué poder le das, en qué dejas que se convierta y cómo dejas que te afecte. Porque, de nuevo, eres tú quien decides, quien llevas las riendas.

En cualquier caso, y dicho lo dicho, por mucho que nos lo propongamos, por muchas instrucciones que demos, no tendremos el control absoluto sobre quien sabe o no sabe, y quien cuenta o no cuenta a terceros lo que sabe. Como ejemplo valga la anécdota que viví con mi cuñada, la mujer de mi hermano. Ella es médico, y hablábamos con regularidad. Le iba poniendo al día de mis pasos y mi evolución. Conocedora de mis deseos, mantuvo el secreto hasta el final. Somos amigas desde la infancia, fuimos juntas al colegio. Conozco a sus hermanos desde hace muchos años. Pues no les dijo nada. Y cuando durante la radioterapia llegó el momento de bautizar a su hija pequeña y hacer de paso mi «presentación en sociedad» tras todo el proceso, respetó mis tiempos. Me preguntó cuándo estaría preparada, esperamos a que me creciera un poco el pelo y organizó la fiesta basándose en ello. Claro está que mi pelo tan corto llamó la atención. Además se me notaba más delgada. Pero pudimos atribuirlo a la época del año, sin darle mayor importancia. Su comportamiento me permitió sentirme cómoda y segura, evitar tener que dar explicaciones y disfrutar del bautizo y de la reunión familiar. Me sentí muy bien. ¡Cuál fue mi sorpresa, y la de mi cuñada, cuando meses después, su padre le preguntó por mí y le dijo además que ya no podía hacer como que no sabía nada porque mi tío se lo había explicado todo el día del bautizo! Saberlo ahora me hace mucha gracia.

Cómo abordarlo

Ante el golpe moral que supone recibir una noticia como ésta, lo mejor es detenerse, tranquilizarse y reflexionar. Ya hemos comentado que el sistema te empuja a tomar decisiones apresuradas. Se respira una atmósfera de miedo que nos bloquea a todos. Parece indispensable reaccionar en una semana, cuando en realidad llevas meses gestando ese bulto, y un poco de tiempo más, en general, no modificará en gran manera la situación.

Necesitamos tiempo para procesar las noticias, para asimilarlas y poder reaccionar frente a ellas. Supongo que la inmediatez de hoy en día (todo está a golpe de clic) se contagia a todos los ámbitos. Y nos olvidamos de que el ser humano, nuestra mente, tiene sus procesos. Para comprender, muchas veces no basta con escuchar. Escuchar es el primer paso. Después comenzaremos a descifrar el mensaje en nuestras cabecitas, a digerirlo e integrarlo. Para ello no es suficiente con un día o dos. Y da igual que los médicos ya sepan cuál es el camino a seguir de principio a fin, y por tanto crean que pueden quemar etapas más rápidamente, porque este que comenzamos no será su camino; será el nuestro. El camino no lo harán ellos, sino nosotras. Por tanto, es importante, es fundamental respetar esos tiempos. Darnos a nosotras mismas la posibilidad de estar perdidas, despistadas, asustadas, dudosas, inseguras… Todo eso puede pasar. Y es justo durante esta etapa cuando nuestro posicionamiento frente a la situación resultará clave para el resto del proceso. Porque estamos buscando dentro de nosotras los recursos que nos ayudarán a hacer frente a lo que vaya viniendo. Dejar que los médicos decidan por nosotras porque saben más nos quitará fuerza. En algún momento dudaremos de si han hecho o no lo correcto.

En cambio, si somos nosotras las que vamos por delante y desde ahí autorizamos a los médicos porque realmente creemos en ellos y en sus conocimientos, si decidimos otorgarles nuestra confianza, su actuación tendrá sentido. Podremos ser consecuentes y aceptar las etapas con más facilidad.

> Necesitamos tiempo para encajar la nueva situación que vamos a vivir. Necesitamos prepararnos emocionalmente, y necesitamos solucionar algunos asuntos de funcionamiento prácticos antes de comenzar. Un día más o menos no determina el resultado del tratamiento, pero puede darnos el margen que necesitamos para encarar el proceso con una nueva actitud. Es fundamental que nos demos ese tiempo.

Durante el período que trascurre entre el momento del diagnóstico y el comienzo del tratamiento parece que se espera de ti todo lo que hemos ido viendo hasta ahora: que sepas qué hacer, que sepas contarlo, que aceptes lo que te ocurre, que sepas cómo reaccionar... Es el momento en que todo el mundo te da consejos sin que se los hayas pedido, y te cuenta que tiene amigas o familiares que lo han pasado, que el tratamiento ha sido éste o aquel otro. Vivirás un exceso de información. Puede incluso que tu enfoque a la hora de seguir adelante sea diferente al de tus seres queridos, al de tu pareja. Es fácil que ocurra. Sé de muchos casos, en los que, como yo, la paciente prefería un tratamiento menos agresivo, y su pareja optaba por hacerlo al completo. A esa situación, complicada de por sí, se le añadirán posiblemente las frases huecas de terceros, opinando (de nuevo sin que les hayas preguntado), que al final tu vida es sólo tuya y la decisión depende sólo de ti, no de tu familia. Yo no creo que sea exactamente así. En mi caso al menos era indispensable mantener intacto el vínculo con mi pareja, porque parte importante de mi fuerza nacía de esa relación de apoyo y confianza mutua.

Las circunstancias de cada persona serán muy diferentes. El escenario aquí descrito refleja una de las múltiples situaciones que se pueden dar. Entiendo que puede haber personas que se enfrenten solas al proceso. Sus sentimientos en este punto serán seguramente muy diferentes.

En cualquier caso, tanto si estás sola como si tienes una gran familia, una pareja o amigos que opinan, date permiso para confiar en ti misma. La opinión de los demás (entre los cuales me incluyo) puede estar cargada de buenas intenciones pero resultar vacía, porque nadie comparte tus experiencias y sentimientos más íntimos, y desconocen, por tanto, qué es lo que te mueve. Además, muchas veces no saben cómo reaccionar y acuden a tópicos o dan consejos manidos sin que se los pidan. De nosotras depende que esas palabras tengan fuerza o se queden en papel mojado.

Mi vida no era sólo mía. La compartía con un hombre maravilloso que me había dado lo mejor de sí y que continuaba haciéndolo sin esperar nada, y sin reproches. Siempre al pie del cañón. Aguantando las nauseas, los cambios de humor, las dudas, las quejas… Mi pareja, y mi relación con él, sigue siendo hoy por hoy el mejor regalo que me ha hecho la vida. ¿Quería poner más obstáculos entre nosotros de los que iban apareciendo sin buscarlos? ¿Iba a permitir que voces ajenas se entrometieran y opinaran acerca de un asunto que nos concernía fundamentalmente a dos?

Por suerte, no hice caso. Cuando nos hablaron de la quimioterapia, Josep lo tenía claro, muy claro. Él es científico, y no quería dejar ningún cabo suelto si se podía evitar. Él creía en la quimio. Y ambos queríamos superar este nuevo bache.

Como he dicho, yo tenía mis dudas. La quimio, decían, te destroza. A veces te quedas sin la regla. Yo quería volver a quedarme embarazada. No me apetecía pasar otro mal año. A lo mejor había otras maneras…, al fin y al cabo, mi tumor no era agresivo… Además, mi querido doctor Jin, el maestro de MTC que me acompañó durante todo el proceso, y del cual hablaré más adelante, no veía necesaria la quimioterapia. Y si el maestro Jin así lo pensaba, es que así era.

A pesar de todas estas dudas, pasé por ocho sesiones de quimioterapia. No me perdonaron ni una. Seguí el protocolo estricto. Sopesados los pros y los contras, para mí valía la pena hacerlo, porque para Josep la quimio era importante, y para mí lo era él. Prefería caminar con Josep de la mano y pasar por la quimio antes que seguir el camino sola. El tratamiento es una herramienta más, con sus pros y sus contras. En cambio, las relaciones se construyen con mucho tiempo, con cariño, con esfuerzo y energía que ambas personas ponen de su parte. Encontrar a alguien con quien poder ser tú misma no es tan fácil. ¿Vale la pena tirar por la borda ese gran regalo por una mal entendida lealtad a una misma? Yo preferí mantener la fuerza de nuestra unión en lugar de arriesgarme a romperla o a quebrarla por cabezonería. Hoy no me arrepiento. La quimioterapia se acabó. Tuvo su momento, y sus consecuencias, que fui poco a poco superando. Y la relación, en cambio, sigue ahí, más fuerte que nunca.

Sé que aún me queda camino por recorrer para que mis células vuelvan a estar al 100 por 100. Pero es un camino que puedo ir haciendo sin problemas. No sé cómo habrían quedado de afectadas las células si en lugar de a una quimio se hubieran visto sometidas al desgaste que un desencuentro puede provocar en una relación de pareja. En cualquier caso, me habría tocado superarlo sola.

Comprender el mundo de los médicos

Se critica a menudo a los médicos por no ser capaces de ponerse en el lugar del paciente, de escucharle, o de decirle las cosas con suavidad. Esperamos de ellos que nos curen, y que además nos traten con consideración y tacto durante el proceso. Casi sin querer, los ponemos en un pedestal, y los dotamos de un poder que en realidad no tienen. Su palabra pesa mucho más que la de cualquier otra persona.

Y lo cierto es que el hecho de que convivan con la enfermedad no los convierte en seres omnipotentes ni superiores. Son exactamente como nosotros: seres humanos, con sus carencias y debilidades.

La carrera de medicina es una de las más largas que existen. Tras seis años de trabajo, los estudiantes se ven obligados a hacer un examen muy duro, el MIR, para poder elegir especialidad. No siempre aprueban, y si lo hacen, a menudo su nota no les permite escoger la que habrían preferido. Así que acaban especializándose en algo diferente a lo que en su día les impulsó a estudiar medicina. Tres años más trabajando como residentes, de «aprendices» en un hospital, aunque muchas veces son los que más horas dedican. Ya ganan un sueldo, sí, pero no son autónomos. Y al acabar esos tres años, les espera el paro. Cuando por fin encuentran un trabajo, no siempre es donde quieren o en lo que quieren, y a menudo tienen que trasladarse a otra ciudad. La realidad ya no encaja con lo que al comenzar la carrera habían imaginado.

Su día a día se caracteriza por la falta de tiempo y recursos para realizar su trabajo como les gustaría y por la presión que experimentan. Viven la amenaza constante de la demanda por negligencia que pueda presentar un paciente. Para evitarla, los médicos y oncólogos trabajan en equipo. Se reúnen en comités para evaluar los casos y tomar decisiones compartidas. Para asegurar sus decisiones, su intervención y para evitar la demanda o poder defenderse contra ella, deciden seguir el protocolo pautado. Si se ha seguido el protocolo, es muy difícil que una demanda progrese.

Los protocolos son modelos de actuación definidos en función de unas variables. A estos modelos de actuación se ha llegado tras múltiples estudios con infinidad de pacientes. Cada bulto que un médico encuentra en la mama, en función de las características que hemos visto en el capítulo 1, (tamaño, lugar, evolución, composición, sensibilidad hormonal, etc.) tiene ya pautado un tratamiento que se ha probado en miles de personas y ha proporcionado resultados satisfactorios. Los protocolos vienen definidos por los hospitales punteros en el tema a tratar, que son aquellos que lideran los trabajos de investigación y los que definen una línea de actuación. En el caso del cáncer de mama, el Hospital Vall d'Hebron de Barcelona es uno de los referentes mundiales hacia el cual miran todos los demás a la hora de aplicar sus tratamientos. Hoy en día, cuando se dice que el tratamiento de los tumores es personalizado, en realidad se nos está diciendo que se han desarrollado protocolos de actuación específicos muy concretos. Se han definido muchas clasificaciones de tumores diferentes, cada uno de ellos con un tratamiento determinado, y según el tipo de tumor, se aplica el protocolo correspondiente.

No es un tratamiento personalizado, pues la persona queda fuera, excluida. Manda el protocolo y no el paciente, cuyo único poder de decisión es acceder o no a la pauta establecida firmando un documento. Las modificaciones que el paciente pueda o quiera proponer no se consideran en absoluto. Porque ¿qué pasaría si se abriese esa puerta?

Supongamos que un paciente pide a su médico que deje a un lado el protocolo y cambie el tratamiento. E imaginemos que el médico accede. Si debido a ello el paciente sufre secuelas, o fallece, y la familia decide llevar el caso a los tribunales, el médico tendrá todas las de perder por no haber seguido el protocolo establecido. Cuando el paciente sufre esas mismas secuelas pero su médico se ha mantenido fiel a los protocolos dictados, es mucho menos probable que la demanda prospere. Pero en caso de no seguir los protocolos, probablemente ni un papel firmado por el paciente, en que rechaza el tratamiento propuesto, ofrecería al médico la suficiente protección delante de un tribunal.

Por tanto, muchas veces, el médico no tiene apenas margen de decisión. Si no es el protocolo el que decide el tratamiento, lo es el resto de su equipo. Estos profesionales viven en un ambiente de miedo constante a que el entorno se vuelva contra ellos. No pueden actuar como les gustaría, pues las consecuencias de posibles errores podrían ser muy graves, y por ello se ven obligados a convivir con la frustración de no poder hacer lo que quisieran.

Si a eso añadimos que pueden no tener un buen día, o que tal vez no han superado la muerte del ser querido por el cual se han hecho médicos, que acaban de tener un problema con el paciente anterior, y eso les ha afectado emocionalmente; si tenemos en cuenta que ven al menos a diez personas diferentes al día, y que no pueden permitirse el lujo de apegarse a la gente; y que además lo que a nosotros nos parece tan serio es para ellos el día a día, resulta incluso hasta normal la banalización del trato, el distanciamiento, la falta de empatía y la cerrazón ante la propuesta de diálogo solicitada por el paciente.

No está bien ni está mal. El distanciamiento de los médicos es en gran medida fruto de sus circunstancias. Ellos mismos son los primeros en reivindicar la importancia de que en la carrera se les enseñe a tratar con el paciente, a dar las noticias, cosa que hoy por hoy no existe en las universidades españolas. Así que los médicos acaban salvando como pueden la situación, recurriendo a unas cuantas palabras rápidas y breves, a un discurso ensayado porque es el que les da seguridad. Tras pasar varios meses yendo y viniendo del hospital para ir a las consultas o a los tratamientos, creo poder comprender el peso que supone entrar en un lugar así cada día. La tristeza que lo envuelve puede llegar a pesar como una losa, y si uno no hace el ejercicio de abstraerse y pasar por alto según qué situaciones de por sí dramáticas, puede verse arrastrado hacia lo más hondo.

Pedimos a los médicos que nos miren a la cara, que nos conozcan, que sepan cómo hablarnos. Pedimos que nos dediquen un tiempo para que vean que somos diferentes al paciente que acaba de salir de su despacho, más o menos maduros, más o menos formados, y creo que es un deseo legítimo y un objetivo al que no deberíamos renunciar, pero sí es cierto que es muy complicado, porque todo, no sólo la medicina, se ha deshumanizado. Un abogado al que vas a ver por un problema, te ayudará a resolver el caso, pero no cruzará la línea que separa su trabajo profesional de una relación personal. Es más sencillo, más rápido, más práctico mantener la conversación en un nivel que requiera poca implicación. Evita el desgaste, e incluso una actitud diferente puede desagradar al cliente, pues no es eso lo que espera.

La diferencia en la relación médico-paciente respecto de otras relaciones profesionales que se establecen radica en que al tratarse del médico estamos hablando de nuestra salud, de algo que nos toca muy de cerca. Además, es una relación desigual, porque nosotros sólo tenemos un oncólogo, un radiólogo… pero ellos tienen muchísimos pacientes y por tanto no pueden aportar a la relación la misma energía que aporta el enfermo. Necesitan establecer unos mecanismos que protejan su intimidad frente a una persona que desnuda la suya, por eso marcan barreras. De lo contrario, a la larga, ese desgaste personal y emocional acabaría con ellos.

¿Quieres ser madre? Criopreservación y otros temas a tener en cuenta

Cuando el tumor aparece a una edad en que uno de tus proyectos de vida es formar una familia, el tratamiento de quimioterapia supone un obstáculo. Aun así, es importante saber que hay opciones. Un bulto en la mama no significa una castración de tu feminidad ni tampoco la renuncia a ser madre.

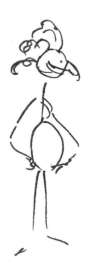

Como se explica en el capítulo 1, donde se recogen las fases y tipos de tumores, una gran parte de ellos son hormonales, es decir, de algún modo se alimentan de las hormonas femeninas, y por tanto, según el razonamiento médico tradicional, para evitar una recaída lo mejor es desactivar la producción de estas hormonas.

Menos mal que por fin ni siquiera todas las voces científicas se ponen de acuerdo a este respecto. Hoy en día no todos los médicos alopáticos (los de la medicina occidental) deciden eliminar la producción de la hormona progesterona.

Mi tumor era extremadamente sensible a las hormonas. ¡Cómo no iba a serlo! Si tal y como creo fue el resultado de unas experiencias traumáticas vividas durante años anteriores, y caracterizadas por la locura hormonal, el cuerpo necesariamente reacciona de alguna manera.

Durante la entrevista con la doctora que nos dio a conocer el diagnóstico, le manifesté mi deseo de tener hijos. Entonces, me derivaron al departamento de Oncoginecología, donde se estaba poniendo en marcha una nueva técnica destinada a preservar tejido ovárico. Se llama criopreservación.

Antes de entrar de lleno en la descripción del proceso, es importante aclarar que sería mucho más sencillo, en lugar de entrar en quirófano para obtener tejido ovárico, realizar una extracción de óvulos de la paciente y congelarlos antes de comenzar con la quimioterapia. En mi caso lo solicité. Me dijeron que no había tiempo (la urgencia, una vez más), y que además no querían estimular mi cuerpo con hormonas. Estudios piloto realizados en el 2009 sugieren que es posible obtener ovocitos viables en unos diez o doce días desde el momento en que se comienza el tratamiento, sin necesidad de esperar un nuevo ciclo menstrual. Desconozco el impacto que esta estimulación podría tener en el organismo, pero me cuesta creer que diez días y unas cuantas hormonas puedan provocar un desarrollo radical del tumor.

Volviendo al tema de la criopreservación, el vídeo que aparece en la siguiente dirección web describe de forma muy clara (en inglés) el proceso: http://es.myoncofertility.org/animations/criopreservación_de_tejido_ ovárico_conceptos_básicos.

Por medio de una laparoscopia, (técnica poco invasiva en que acceden al órgano deseado a través de tres o cuatro pequeños orificios) los cirujanos llegan a los ovarios. Una vez allí, extraen unos «filetitos» de tejido que serán primero analizados para confirmar que están sanos. De ser así, los congelan para conservarlos. Si una vez finalizado todo el tratamiento relacionado con el tumor (quimio, radio, etc.), el sistema reproductor ha quedado afectado y no consigue ponerse en marcha, se puede reimplantar este tejido en nuestro cuerpo de nuevo, para que el organismo vuelva a producir óvulos.

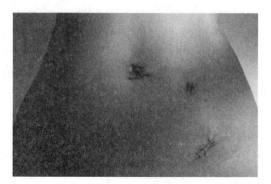

Laparoscopia

Mi laparoscopia resultó dolorosa. Es verdad que efectúan cuatro incisiones pequeñas: una de ellas es en el ombligo, otra a la altura de cada ovario y otra más en el lado izquierdo, bajo la del ovario. Pero en mi caso, ya que estaban por allí dentro, los médicos aprovecharon para quitarme un par de miomas (quistes benignos en las paredes del útero) y evitar así problemas de cara a un futuro embarazo. Tal vez por ello tuve tantos dolores durante el período posoperatorio.

Entré en el quirófano un viernes. Ya había tenido mi primera sesión de quimio. La operación duró unas dos horas. En seguida me despertaron y me instalaron en una habitación con una compañera.

Te piden que te levantes de la cama en cuanto puedas, si es posible al día siguiente, para movilizar la circulación sanguínea y también los riñones. ¡Cómo me dolía el abdomen al incorporarme! Llegó el momento de la ducha. Era importante lavar las cicatrices. Fui yo sola (soy así). Y al lavarme el pelo, que llevaba cortito, se me empezó a caer a mechones, como consecuencia de la quimio. Fue una mala coincidencia, porque no estaba en mi mejor momento físico ni psicológico. Sentí sobre todo vergüenza. Estaba compartiendo habitación y ducha, y no podía dejarlo todo en ese estado, lleno de pelo por todas partes. Así que me agaché a recogerlo con un papel. Ahora, al escribirlo, sé que suena ridículo. Estaba en un hospital, en la planta de oncología, rodeada de enfermeras y personal. También estaba mi familia. ¿Cómo se me ocurrió agacharme en el estado en qué estaba? No lo sé. Creo que entre la anestesia y la quimio andaba algo «colocada». Mi cabeza funcionaba de una forma diferente a la habitual, y no razonaba como lo hago ahora. Te vuelves más sensible, y te pueden las emociones. En ese momento, para mí la vergüenza que sentía fue mucho más fuerte que sentido común.

El moverme tanto no me produjo secuelas, tuve muchos dolores, nada más. Pero esos instantes se han quedado grabados en mi memoria.

Permanecí hospitalizada poco tiempo. A los dos días ya estaba en casa. Cuando te dan el alta, crees que el momento más difícil ya ha pasado, y que a partir de ahí la recuperación será rápida y el dolor irá mermando poco a poco. En mi caso no fue así. Sólo me dieron paracetamol para el dolor. Un día estornudé y sentí un desgarro muy intenso. Cualquier movimiento era un suplicio. Pensaba en las mujeres a las que les hacen una cesárea, y no me cabía en la cabeza que nadie me hubiera avisado de lo mal que se pasa. Pero entiendo que no es así en todos los casos. Quizás la laparoscopia es realmente una técnica poco invasiva e indolora y yo tuve mala suerte por lo que fuera, o fui demasiado optimista, pensando que un cortecito en la tripa no sería nada. Por si acaso, ahí va el aviso, para que os preparéis para un par de semanas complicaditas. Al ser joven, siempre te dicen que te recuperas en seguida y yo me lo creí.

Finalizado el tratamiento de quimioterapia, se deja pasar un tiempo antes de llevar a cabo ninguna acción con vistas a un embarazo. Es importante eliminar los tóxicos que puedan quedar, y así además se da un margen al organismo para que se ponga en marcha.

Tras una quimioterapia, disponemos de varias alternativas para quedarnos embarazadas:

1. Método espontáneo

Es muy importante dejar trascurrir al menos un año desde la última sesión de quimioterapia antes de buscar un embarazo, incluso si te ha vuelto la regla o si no la has perdido. El cuerpo está lleno de metales pesados que pueden producir la malformación del feto.

2. Estimulación ovárica

En ocasiones los ovarios funcionan, pero no con la suficiente fuerza. Están vagos y necesitan un empujón que los despierte. Para ello, la paciente deberá inyectarse diariamente unas hormonas en la zona del vientre. En el caso de mujeres con cáncer de mama hormonal, se han desarrollado tratamientos específicos compatibles con nuestro cuadro diagnóstico. Tras la estimulación se pone en marcha un proceso normal de fertilización in vitro (FIV), en el cual primero se extraen los óvulos, se fertilizan en el laboratorio (normalmente utilizando el semen de la pareja), y se reimplantan de uno a tres embriones de nuevo en el útero de la paciente, dependiendo de los que hayan prosperado y de su calidad.

3. *FIV de ciclo natural*
Es una nueva técnica aún desconocida para una gran mayoría, pero que ya funciona con éxito desde hace años en Japón, Suiza y Estados Unidos. Se centra en el único óvulo que nuestro organismo produce en cada ciclo. A través de un control hormonal exhaustivo, por medio de análisis de sangre, se van administrando a la paciente una serie de medicamentos suaves que facilitan la adecuada maduración del óvulo. El medico dispone de una ventana de cuatro horas para realizar la punción y extraer el óvulo «en su punto». A partir de aquí, se realiza una FIV. Las grandes ventajas de este método, frente a la estimulación ovárica, son las siguientes:

- Es un método natural, que acompaña la evolución natural del proceso ovulatorio en nuestro organismo. La estimulación ovárica administra altas dosis de hormonas artificiales, que pueden tener efectos secundarios.
- La punción que se realiza para extraer el óvulo normalmente no requiere anestesia, ya que se da un único pinchazo. La punción de la estimulación ovárica busca recoger tantos óvulos como sea posible, a veces hasta veinte, con sus respectivos pinchazos. De ahí la necesidad de la anestesia.
- El seguimiento del proceso es sencillo, a través de análisis de sangre.
- Es más barato. Los medicamentos utilizados cuestan una décima parte que los empleados en la estimulación ovárica.
- Evita los embarazos múltiples, ya que se implanta un único óvulo.
- Al no ser invasivo, se puede intentar el proceso repetidamente.

La FIV de ciclo natural ha demostrado su efectividad en mujeres con las que las demás opciones han fracasado. Existe una técnica específica de FIV de ciclo natural, destinada a mujeres de edad avanzada, o con poca reserva ovárica, situación frecuente tras la quimioterapia.

4. *Donación de óvulos*

Nuestro cuerpo normalmente mantiene la capacidad de gestar un feto. Si tu hospital no dispone de esta opción, existen banco de óvulos y clínicas especializadas en donde se puede llevar a cabo una fecundación de este tipo.

5. *Reimplantación de tejido ovárico*

Es la última opción a la que se recurre, la más nueva, la más laboriosa, la más lenta y la menos experimentada. Pero ya ha funcionado en varios casos y seguramente con los años mejorarán sus procesos y sus resultados.

Normalmente te recomendarán que intentes al menos las tres primeras opciones antes de recurrir a la reimplantación del tejido ovárico, ya que continúa siendo una técnica experimental, con un porcentaje de éxito bajo.

Si finalmente optas por la reimplantación, el proceso es fascinante. Antes de que me lo explicaran, daba por hecho que la reimplantación se haría en el mismo lugar del que extrajeron las muestras en su día, del ovario. Me equivoqué. Existen varios métodos para hacer el implante, pero del que me hablaron en su momento, y que me llamó poderosamente la atención, consiste en implantar el tejido ¡¡en el antebrazo!! Sí, sí. Efectúan pequeños cortes y lo introducen. A partir de ahí, queda esperar y ver si el tejido «ha enganchado» y la técnica ha funcionado, o no. Como cuando plantas un esqueje. El tejido necesita alimentarse y va creando capilares de los que nutrirse. A veces no consigue la fuerza suficiente para revivir y hacer que los óvulos que contiene maduren. Y otras veces sí. Entonces te extraen los óvulos y comienza el proceso de fecundación que hoy en día es tan común.

Pero aunque se investigan y se prueban distintas opciones para facilitar un embarazo tras una quimioterapia, su planteamiento no siempre obtiene el beneplácito de los oncólogos. Normalmente ante un tumor hormonal, el protocolo dicta la ingesta de tamoxifeno durante cinco años. Esta pastilla de toma diaria es incompatible con un embarazo. En el capítulo siguiente estudiaremos más en profundidad en qué consiste.

En mi caso, no sé si fue porque venía de un embarazo malogrado cuando me descubrieron el tumor, porque estaba intentando quedarme embarazada de nuevo, porque me gusta cuestionármelo todo, o porque me cuesta aceptar imposiciones que se escapan al sentido común, lo cierto es que tengo una postura bastante crítica en lo que respecta a la inhibición del sistema hormonal.

He tenido la suerte de poder charlar con una doctora experta en este campo que me inspira total confianza. Tras escuchar mi historia me animó a quedarme embarazada cuanto antes, porque según ella el propio embarazo inhibe el desarrollo de nuevos tumores. Ella representa una corriente y un estilo de trabajo que no encaja con el protocolo habitual en España, pero que funciona (y muy bien) en otros países.

Comencé la quimioterapia en octubre, y en noviembre me vino mi última regla. Acabé la quimio en abril. Tenía treinta y siete años. Creía que me vendría la regla de nuevo en seguida, pero no fue así. ¡Tardó casi un año! Al principio no entendía por qué a una amiga bastante mayor que yo y que no quería tener hijos le había venido al cabo de un par de meses, y a mí me tardaba tanto. Seis meses después de la quimio fui a ver al oncoginecólogo que me hizo la laparoscopia. Cuando vio mis análisis me dijo, con ese tacto tan característico de algunos profesionales: «Estás menopáusica perdida». Jarro de agua fría sin ningún tipo de consideración. Menos mal que a estas alturas ya me conozco a este tipo de médicos e iba preparada para recibir cualquier noticia. Yo le contesté que aún podía venirme la regla, que mi cuerpo aún podía despertar, que se estaba ajustando. Me contestó con voz incrédula que en medicina todo puede pasar, pero que lo veía improbable.

A esta cita, curiosamente, fui sola. Y mi propia reacción y mi propio distanciamiento ante su comentario me llamaron la atención. Sinceramente, no me creí lo que me dijo. Me pareció que con esa respuesta sólo buscaba protegerse a sí mismo, caminar sobre seguro. Pero no entré al trapo, ni dejé que me afectara. Salí de allí pensando… «Ya verá como mi cuerpo reacciona».

¡Y efectivamente, reaccionó! No necesité mucho tiempo más. Me vino la regla dos meses después. Cuando volví a ver al ginecólogo que me había declarado «menopáusica perdida», ya no estaba, se había jubilado. La doctora que me atendió claramente forma parte de una nueva generación y una nueva manera de hacer las cosas. Fue encantadora y me animó a quedarme embarazada en unos meses.

Una última cosa, antes de comenzar

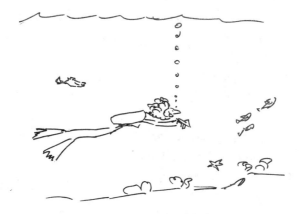

En cuanto vimos que existía una posibilidad (remota remotísima) de que el bultito que me estaban analizando diera positivo, nos escapamos de vacaciones. Teníamos diez días desde el momento de llevar la biopsia al hospital hasta el momento de recibir los resultados. Así que hicimos la entrega del tesorito y nos fuimos a una agencia de viajes. Estábamos a principios de agosto. En el mes de julio había comenzado todo el proceso, cuando había ido a mi médico de cabecera a enseñarle mi bultito, de ella a la ginecóloga, de la ginecóloga al radiólogo, y del radiólogo a la ecografía y la biopsia. Así que habíamos dejado pasar el tiempo sin cerrar ningún plan para las vacaciones de agosto. Se nos había ocurrido perdernos por algún sitio hacia finales de mes, para hacer inmersión y descansar en una tumbona al sol después de tantas pruebas. ¡Qué ingenuos! Nosotros que pensábamos que todo esto se acabaría después de los resultados, y resulta que no había hecho más que empezar.

El médico que hizo la biopsia aprovechó un momento en que me fui al baño para dejarle claro a Josep que cuanto antes nos fuéramos de vacaciones, mejor. Al volver nos darían el resultado.

Hubo más pruebas para identificar bien el tipo y el tamaño del tumor. Una vez determinado el diagnóstico final me derivaron por fin al oncólogo. Durante este tiempo aún pudimos hacer varias escapadas de fin de semana para caminar por la montaña. Ya intuía lo que nos tocaría pasar, así que durante este mes me empecé a cuidar mucho. Hacía más ejercicio, comía más sano y trataba de fortalecerme e informarme. Fue en este momento cuando conocí al maestro Jin, y también cuando visité a la homeópata de cuya consulta salí espantada. Me compré algún libro, y me propuse que el cáncer, como lo llamaba todo el mundo, no sería un invitado más en nuestra mesa ni en nuestra casa cada día. Todo se pasa, e iríamos superando las etapas del tratamiento poco a poco, paso a paso, pensaba. Pero no permitiríamos que se convirtiera en el único tema de conversación. La vida sigue, y pasan muchas cosas a tu alrededor. Aunque te retiras un poco del mundo, tus amigos, tu familia, siguen en la rueda, y sienten cosas, viven experiencias fascinantes a las que te puedes enganchar, y también viajar a través de ellas.

Con el oncólogo, mis negociaciones comenzaron ya desde el primer día. Cuando le fui a ver para concretar el tipo de quimio que me administraría, quiso fijar una fecha de inicio para el primer ciclo (así se llaman cada una de las sesiones), pero Josep y yo la descartamos. Le dijimos que no estábamos preparados todavía, que necesitábamos una semana más (no sé si es que Josep se iba de viaje, o simplemente teníamos cosillas pendientes que queríamos dejar encaminadas). Ésta fue, y continúa siendo, la tónica de mi relación con el oncólogo. Él propone y entre todos dialogamos y consensuamos. Es un hombre accesible, al que cuesta mover de su posición (las negociaciones a veces son arduas, y no siempre gano yo) y que realmente pone lo mejor de sí mismo.

Capítulo Cuatro

LOS TRATAMIENTOS CONVENCIONALES

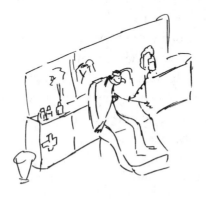

C omo hemos visto, hay muchos tipos de tumores diferentes, unos más grandes, otros más pequeños; unos más sensibles a las hormonas, otros menos... Antes de comenzar y proponer un tratamiento, los médicos estudian bien todos estos parámetros para encontrar la manera más efectiva de atacar esas células cancerosas. Dicho esto, hay algo por lo que todas pasamos, y es la cirugía. Algunas mujeres, también por la radioterapia, la quimioterapia, el tratamiento hormonal... Y seguro que hay más tipos de tratamientos. Yo voy a hablar sólo de los que conozco, y de manera general. Mi tumor era de los más corrientitos (es el que se produce en un 80 por 100 de los casos), así que al menos con lo que aquí explique cubriremos un amplio espectro de afectadas.

¿Por qué tratamiento se empieza?

En función de la urgencia, y los tipos de tumor, se optará por hacer primero la cirugía o la quimioterapia. La radioterapia siempre se hace con posterioridad, para acabar de limpiar los restos de células tumorales microscópicas que hubieran podido quedar.

Si el tumor es pequeño o la afectación ya ha llegado a los ganglios, los médicos suelen optar por operar primero. Normalmente tratarán de conservar la mama. Es la denominada cirugía conservadora o tumorectomía. En función de la gravedad y extensión del tumor, se puede realizar una mastectomía, en que se extrae toda la mama.

En el momento de la cirugía, además de extraer el tumor, extraen el ganglio centinela de la axila que se encuentra en el mismo lado en que se localiza el tumor, y lo analizan directamente en el quirófano. Si este ganglio está limpio, no tocan nada más. Cierran las incisiones y te dan unas semanas de tiempo para recuperarte antes de continuar. Si el ganglio está afectado, extraen todo el racimo de ganglios axilares para asegurar que no quedan células afectadas dentro del organismo.

Si el tumor es grande (más de 5 cm de diámetro), los médicos pueden optar por aplicar la quimioterapia primero, para tratar de reducir el tumor y evitar así extraer toda la mama.

Mi caso forma parte de este segundo grupo: grande y poco agresivo. Además, no se apreciaba afectación ganglionar.

Es importante, o al menos lo era hasta hace muy poco, señalar hasta qué punto el orden de los tratamientos puede ser determinante. Me explico: me hicieron dos resonancias y dos biopsias antes de decidir la manera de encarar el proceso, e incluso una ecografía ganglionar. Necesitaban recabar más datos porque mi diagnóstico era confuso. Por un lado, parecía que el tumor era bastante grande, pero por otro, no se veían ganglios afectados, y ambas cosas resultaban contradictorias dentro de los protocolos de clasificación de la medicina oncológica (*véase* capítulo 1, «Tipos y fases del tumor»). Yo estaba convencida de que los ganglios no estaban afectados. También el maestro Jin, experto en MTC, me lo aseguró. Así que, cuando me propusieron hacer la quimio antes de operar para ver si se reducía el tamaño y podíamos conservar la mama, no puse ninguna objeción. Lo que no me dijeron entonces es que si bien el ganglio centinela es una prueba fiable antes del tratamiento de quimioterapia, ya no la consideran como tal después. Dicen los médicos que el tratamiento puede afectar a los canales de drenaje y por tanto, aunque el ganglio centinela saliese limpio, cabría la posibilidad de que la enfermedad se hubiera extendido a otros. Por tanto, si me hubieran operado antes de hacerme la quimio, no me habrían extraído el racimo de ganglios axilares, sólo el centinela. Al realizar la cirugía como segundo paso, la prueba del ganglio centinela dejó de ser fiable y en consecuencia me extirparon los ganglios. En el capítulo dedicado al linfedema veremos la importancia de los ganglios y del sistema linfático y los riesgos que conlleva su extirpación. Pero es importante comprender desde el primer momento la importancia del orden de las decisiones. Una pequeña intervención inicial (que ni me ofrecieron ni se plantearon) para extraer y analizar el ganglio centinela antes de comenzar el proceso habría aportado una información fiable que probablemente habría evitado una cirugía tan agresiva, y sus secuelas.

¿Qué ocurrió en mi caso? Pues que cuando, una vez finalizada la quimio, me senté frente a la doctora como paso previo a la cirugía, la misma que en su día me dio el diagnóstico y luego me pautó la quimio primero y la operación después, me quedé de piedra al oírle decir, dándolo por hecho, que los ganglios se extirpaban.

No me dio opción. Acababa de superar ocho ciclos de quimio. No habían pasado ni cuatro semanas desde el último. Aún estaba psicológicamente débil, animada, pero sin fuerzas para rebatir y discutir como lo habría hecho si la discusión fuera ahora.

Ese día, la conversación en realidad no comenzó así. Fue incluso peor: Josep y yo llevábamos un rato esperando. Veníamos a oír los resultados una vez finalizada la quimioterapia. Sabíamos que eran muy buenos, que el bulto se había reducido de 5,5 a menos de 1 cm. Por tanto habíamos conseguido salvar la mama. Además, la ecografía de los ganglios había confirmado que éstos estaban bien. Así pues, veníamos preparados para el siguiente paso sabiendo que lo peor quedado atrás.

Pues bien, entró la doctora en el despacho, y prácticamente sin mirarnos a la cara, dijo: «Habrá que extraer la mama, porque aparecen unos puntitos que podrían ser nódulos malignos, y, por si acaso, mejor quitarla». Primer jarro de agua fría. Comenzó la negociación, tal cual la cuento: Josep, que era el más lúcido de los tres, tras muchos tira y afloja para tratar de hablar el mismo idioma que la doctora, le propuso hacer una primera intervención, tras la cual se podía analizar lo extraído, y en caso de que quedara algo, volver a operar, pero no extirparlo todo de golpe con el *«por si acaso»* como única justificación. Lo que me pareció y me parece más sorprendente es que la doctora accediera. Mi conclusión fue que si la paciente está fuerte, lúcida, y tiene capacidad para pelear por su mama, la salva, pero si no es así, si estás sin fuerzas, sin argumentos, te la extraen. ¿Qué criterio es ése?

Una vez salvada la mama, tras media hora de discusión, pasamos al tema de los ganglios. La doctora no se detuvo, sólo dijo que había que quitarlos todos, *por si acaso* (otra vez). Le propuse firmar un papel eximiéndola de toda responsabilidad en caso de que se reprodujese el tumor, o de que hubiera otros ganglios afectados, y le manifesté abiertamente, y varias veces, que no quería que me los quitara. Me dijo que era o eso o nada. Y prácticamente nos despachó.

Antes de la operación, volvimos a pedir cita con la misma doctora, pues no acabábamos de creernos que no se pudiera hacer nada, que no tuviéramos derecho, como personas afectadas, a decidir qué deseábamos. ¿Con qué derecho se pone el médico en posición de decidir sobre lo que es mejor o peor para mí y me plantea un ultimátum, en lugar de mirarme a la cara y darme otras opciones? ¿De dónde obtiene esa omnipotencia que yo no le he otorgado? ¿Lo hizo la doctora por miedo a una demanda posterior? Yo le habría podido firmar un eximente, lo que fuera, y aun así, no pudo ser. A la cita que pedimos antes de la operación, ella no se presentó. Eludió toda responsabilidad personal y envió a alguien de su equipo.

De todo lo que he ido viviendo estos dos años, de toda la gente con la que me he encontrado, de todas las conversaciones en las que he participado y las decisiones que he ido tomando, de todas las experiencias, éste constituye mi recuerdo más amargo. Me ha costado mucho superar el rencor y la rabia hacia esta persona que no es ni siquiera consciente de lo que su actuación ha supuesto para mí, porque no se detiene a escuchar. Para ella, lo hecho está bien hecho porque ha salvado vidas… y da igual si va a lo bruto.

Mi enfado ante esta decisión se acentuó cuando ocurrieron dos cosas: la primera, y que recojo en el capítulo dedicado a las secuelas, es que me apareció un linfedema en el brazo. Seguramente esto no me habría ocurrido de no haberme extraído los ganglios. La segunda es que varios meses después de la operación, encontré un artículo médico en que mi propia doctora explicaba cómo ahora, para casos como el mío, se había modificado el protocolo gracias a los resultados obtenidos en unos estudios llevados a cabo por su equipo, a partir de los cuales podían deducir que el ganglio centinela seguía siendo fiable después de la quimioterapia. Dicho sea de paso, estos estudios ya existían en otros centros hospitalarios en los que desde hace años se aplica el protocolo tal cual lo acabo de describir.

En defensa de nuestros derechos

Tenemos derecho a opinar, tenemos derecho a saber, y tenemos derecho a ser tratados con respeto. Aunque no tengamos la carrera de Medicina, somos personas con criterio. Decidieron ignorarme por evitar riesgos, sin mirarme, sin tenerme en cuenta. Y habría sido mucho más satisfactorio para todos que me hubieran hecho caso, pues si me equivoco sobre lo que me incumbe a mí, y me considero capacitada y suficientemente informada como para decidir, nadie tiene por qué poder cuestionar y cambiar mis decisiones.

Seguramente alguien se estará preguntando si llegué a firmar el papel de autorización que les permitía operarme. ¡Evidentemente que lo hice! Pero ¿en qué condiciones? Tras ocho ciclos de quimio, una hora de conversación con los médicos, y el mensaje claro de que las cosas en este hospital son así te guste o no, y o lo tomas o lo dejas… pocas opciones tienes. Sinceramente, no voy a decir que firmé coaccionada, pero cada uno puede extraer sus conclusiones. Tal vez exista la opción de cambiar de hospital, de buscar otro médico… Pero cuando te cuesta subir más de diez escaleras seguidas porque te puede la fatiga, emprender una búsqueda de ese tipo es una tarea ardua y complicada.

Conscientes de las dificultades que plantea la relación médico-paciente, y del debate social existente, hace años que se comenzó a trabajar en la legislación actual en torno a los derechos de los pacientes. Existen leyes y decretos autonómicos, nacionales e internacionales. Además, la actividad conjunta de grupos y asociaciones ha avanzado también en esta línea. Una aportación importante en este sentido data del 2003. Las asociaciones de pacientes se reunieron en Barcelona para debatir la visión y vivencia de los pacientes en seis temas de interés:

- Necesidades de información de los pacientes.
- Implicación de los pacientes en la toma de decisiones clínicas.
- Comunicación y relación médico-paciente.
- Accesibilidad del paciente a la asistencia sanitaria.
- Participación de los pacientes en las políticas sanitarias.
- Derechos de los pacientes.

Las conclusiones de este encuentro se pueden encontrar en Internet (*véase* la bibliografía). Además, las asociaciones elaboraron un Decálogo de los pacientes (*véase* el anexo 1) que actualiza el debate social y refleja una preocupación creciente por involucrar al enfermo en la toma de decisiones y respetar su criterio.

En el 2006, P. Simón,[2] profesor de la Escuela Andaluza de Salud Pública publicó un artículo titulado «Diez mitos en torno al consentimiento informado». A lo largo de diez páginas, Simón hace un análisis exhaustivo de la situación real de los pacientes, apoyándose en el estudio de la ley, y realiza afirmaciones acertadas que sirven al menos como reflexión filosófica.

- El médico ya no puede saber por sí solo en qué consiste «hacer el bien» al paciente. La voz de éste es imprescindible; sin ella no hay actos clínicos correctos.
- Hoy en día, el buen cirujano –por poner un ejemplo– ya no es sólo un profesional que opera bien, sino que además proporciona a sus pacientes información de calidad, los implica en la toma de decisiones y obtiene un consentimiento válido.

---

2. Simón, P. (2006): «Diez mitos en torno al consentimiento informado», revista *Anales*, vol. 29, supl. 3. «La relación clínica en el siglo xxi». Pp. 29-40. Anales del Sistema Sanitario de Navarra. Edita Departamento de Salud del Gobierno de Navarra.

- Los pacientes van a necesitar cada vez menos de los profesionales para obtener información científica porque Internet ya la está ofreciendo [...]. Así pues, el papel clave del profesional sanitario del futuro no será el de procurar información científica, sino el de dar consejo y apoyo en el proceso de toma de decisiones clínicas.

Si bien es cierto que cada vez más voces desarrollan este tema y buscan la mejor manera de aplicar la legislación, por medio de seminarios y de una formación concreta dirigida a los profesionales de la sanidad, en la práctica se puede observar que aún queda mucho por hacer. Tanto el sistema sanitario, como el propio paciente e incluso el médico (más satisfecho con los resultados de su trabajo) se verían beneficiados con su aplicación, que aún está lejos de ser una práctica habitual.

En la página web de la AECC se recoge un listado de las leyes y decretos relacionados con el tema.

La quimioterapia

La quimioterapia consiste en la administración, normalmente por vía intravenosa, de un conjunto de fármacos. El tratamiento completo consta de varias sesiones, cada una de ellas denominada «ciclo». En el caso del tumor de mama, los ciclos son cada tres semanas. Los fármacos de la quimioterapia se caracterizan por su extrema agresividad. Se trata de unos complejos productos químicos diseñados para atacar y eliminar las células tumorales. La consecuencia directa de la aplicación de la quimioterapia, y el motivo por el que es tan conocida y tiene tan mala fama, es que genera unos efectos secundarios importantes que reducen enormemente la calidad de vida del paciente durante el tiempo que dura el proceso, y, en muchos casos, una vez finalizado.

Realmente, la quimioterapia es un «chute» que te deja medio drogado y con muy mal cuerpo. No me sorprende su mala fama. Pero no es mi intención entrar en debates acerca de este tipo de tratamientos. Como hemos visto, a veces no es tan importante lo que haces sino cómo y por qué lo haces. Hay detractores de la quimioterapia que hablan de ella como si fuera un veneno, pues realmente ataca todo el organismo, y cuesta creer que algo que provoca tantos efectos negativos pueda ser bueno. Evidentemente, la quimioterapia también tiene sus defensores, quienes, aunque tampoco están contentos con sus efectos secundarios, consideran que hasta ahora es lo mejor que existe para destruir los tumores y las células cancerígenas.

Muchas voces sugieren que la quimioterapia es un invento de las grandes empresas farmacéuticas para ganar dinero. Los productos que se utilizan son muy caros, y las farmacéuticas han adquirido mucho poder a nivel mundial. Cuentan con grupos de presión (*lobbies*) en los diferentes organismos nacionales e internacionales que intentan influir sobre las decisiones y la redacción de leyes, para adaptarlas a sus intereses. Es conocido el ejemplo de la vacuna de la malaria, o la de la caries, que tras ser descubiertas, no se comercializan porque con su uso las farmacéuticas dejarían de percibir enormes cantidades de dinero que hoy por hoy obtienen con la venta de sus remedios curativos. Éste es un debate que está en la calle. Vale la pena citarlo, aunque no se profundice en el asunto en estas páginas.

* * *

Me planteé no recibir la quimioterapia y buscar otras maneras de hacer frente al tumor. Al final opté por recibirla, y también opté por otras soluciones de las que hablaré más adelante. Lo que es evidente es que después de todo lo que he hecho, si quedaban algunas células despistadas, con tanto ataque que han recibido por todos los flancos, habrán pasado a mejor vida. Por mi parte, estoy muy tranquila. Tengo la certeza de que he hecho, y continúo haciendo, todo lo que está en mi mano para modificar los patrones que han provocado el tumor en un primer momento. Hago todo aquello en lo que creo. Si buscas en Internet, siempre encontrarás estadísticas para justificarlo todo, lo cual sólo consigue meter más y más miedo en el cuerpo. Un día me encontré, navegando casualmente entre blogs, un estudio que decía que las mujeres que bebían alcohol moderadamente tenían más probabilidades de una recaída. ¿Y bien? ¿Con qué te quedas tras leer eso? ¿Dejas de tomarte un vinito con la cena si te gusta? ¿No decían que el vino tinto de buena calidad es altamente beneficioso para muchísimas cosas? Si dejamos de beber, dejamos de comer, dejamos de respirar la contaminación de las ciudades, dejamos de vivir emociones fuertes que puedan estresarnos, nos quedamos embarazadas temprano, o no, mejor tarde (en función del estudio), dejamos de tomar sal, de vivir con prisas... Si dejamos todo eso por obligación, tal vez nos olvidemos de vivir.

He ido adaptando mi día a día a una situación nueva a partir de todo lo que he aprendido, y es verdad que no como carne, tomo menos sal, no consumo harinas refinadas y procuro comer productos ecológicos... Pero sigo y seguiré tomándome una copa de vino cuando me apetece, y sigo pensando en quedarme embarazada en algún momento. Porque es lo que me dice mi voz interior, lo que me creo, y por lo que apuesto.

A tener en cuenta

¿Me pongo un portacath?

El portacath es un catéter, una vía de entrada que se implanta debajo de la piel y permite el acceso directo a una de las grandes venas centrales de nuestro cuerpo para administrar medicación.

La quimioterapia es tan agresiva que unas de las grandes perjudicadas son las venas. Éstas quedan expuestas directamente a las sustancias, lo que a la larga provoca una pérdida de flexibilidad, fragilidad y deterioro en general, especialmente si la vía de entrada se sitúa en el brazo, cuyas venas son relativamente finas si las comparamos con las venas centrales. Además, al encontrarse lejos del corazón, la medicación no llega al resto de cuerpo directamente, sino que necesita primero ascender por el brazo y llegar al corazón, para ser distribuida al resto del organismo. Para paliar estos efectos y evitar el desgaste de los vasos sanguíneos, existe la posibilidad de implantar un portacath.

Este dispositivo es un catéter que tiene el tamaño de un botón grande y redondo. Se coloca en quirófano, con anestesia local, y está situado más o menos a la altura del escote, bajo la piel, en el lado contrario al del tumor (para que no interfiera con la intervención quirúrgica). De ese «botón» sale un tubito también subcutáneo que sube hacia el cuello hasta que desaparece dentro de una de nuestras venas principales. Para administrar el tratamiento, te pinchan en el centro del «botón», que se puede palpar con los dedos.

Ésta es una de las primeras decisiones a tomar antes de comenzar la quimioterapia, o a veces tras la primera sesión: si quieres que te coloquen un catéter
o si prefieres que te administren la quimio en el brazo como se hace normalmente en los hospitales con el suero y las medicinas a través de una vía.

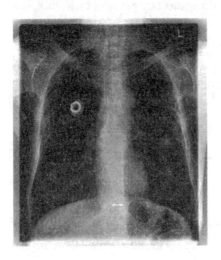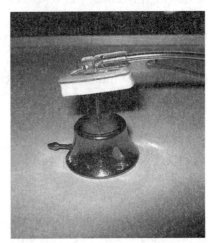

Mi primera gran lucha tuvo lugar en este quirófano en el que me iban a co-
locar el portacath. Me puse increíblemente pesada, defendiendo mi escote.
No me apetecía nada que se me viera una cicatriz. En mis treinta y cinco años
previos de vida nunca había entrado en un quirófano, y en cuestión de meses, había acumulado ya cinco cicatrices y aún quedaban otras tres por llegar.
Entre nosotras, aún me cuesta aceptar la cicatriz del portacath cuando me
la veo, aunque con el paso del tiempo sus contornos se vayan difuminando.

Al margen de eso, el procedimiento parecía sencillo. Te dan cita a una hora y, en un procedimiento ambulatorio, te tumban en una camilla, te llevan
al quirófano, y al cabo de un par de horas ya estás en casa con tu portacath.

La primera vez que me citaron, acababa de recibir mi primer ciclo de
quimio justo el día anterior. Para poder entrar en quirófano, te piden que
no comas durante seis horas, así que allí estaba yo, el 28 de septiembre del
2009, con toda mi buena voluntad, mi mal cuerpo y mis nauseas.

Mientras te preparan, te van explicando cómo va a trascurrir la operación, el tipo de anestesia que te administrarán, te ponen un calmante bajo
la lengua para que estés tranquila y te comentan un par de actividades

que son incompatibles con el catéter. Aquí es donde saltaron las alarmas. Ya tenía puesto el gorrito, estaba enfundada en la bata, tumbada en la camilla con los zapatitos de papel y el calmante en la boca, cuando me dicen que no podría hacer submarinismo. ¡Alerta! ¡De esto no nos habían avisado! Y se supone que te dejan el portacath puesto durante cinco años (por protocolo, una vez más, ya que te dan el alta oficial a los cinco años de haberse detectado el tumor). La verdad es que tanto la enfermera como la doctora fueron encantadoras, pues Josep y yo nos negamos a que me colocaran un aparatito que me iba a impedir bucear durante cinco años. Si te dicen que hagas vida normal, y mi vida normal es ir de vacaciones al menos una vez al año a bucear en algún sitio, difícil me lo ponen.

Así pues, acordamos con la doctora que discutiríamos los plazos con el oncólogo. Si él accedía a quitarme el portacath una vez finalizada la quimio, volveríamos para que me colocaran el catéter.

Me vestí, y nos fuimos a casa, con el colocón del calmante y el impacto de la información. La otra actividad incompatible con el portacath es la caza, lo cual me importó menos, es decir, nada, porque no la practico.

Según tengo entendido, ésa fue la primera vez que alguien se marchó del quirófano por un motivo de incompatibilidades personales, que no clínicas.

El segundo intento fue el lunes 19 de octubre. Ese día por la mañana había ido a ver a mi oncólogo para hacer el primer control y fijar la segunda quimio, en teoría para el día siguiente. Se habrían cumplido así las tres semanas. Pero durante este intervalo me habían hecho la laparoscopia para extraer tejido ovárico, por lo que mis defensas estaban algo bajas y se aplazó el tratamiento una semana más.

De nuevo sin comer durante seis horas, me instalé en la camilla como pude. El dolor producido por la laparoscopia apenas me permitía moverme. Agacharme y levantarme era todo un mundo. Pero allí estábamos Josep y yo una vez más, instalados, con el gorrito, los zapatitos de papel, la batita y la manta. Y a esperar… Y a esperar… Y a esperar más… El cirujano vino, al cabo de cinco horas, a disculparse porque le había entrado una urgencia con complicaciones, y aún tenía otra en cola. Así que por segunda vez nos fuimos a casa sin el portacath, aunque con la cita fijada para el siguiente intento.

Esta vez sí. A la tercera (el miércoles de esa misma semana), me pusieron el portacath.

En el quirófano estás despierta. No ves nada, porque te tapan con una sábana toda la cara. Dejan al descubierto nada más la zona de la incisión. Y yo no hacía más que pedirles que por favor hicieran el corte más abajo, que no se viera, que quería conservar mi escote limpito… Supongo que fue la insistencia, porque el cirujano se esmeró mucho, y para cerrar la herida utilizó el mismo sistema que se emplea en la cirugía estética.

Seguramente, todas os imagináis una cicatriz recién cosida, en que los puntos o las grapas van de un lado a otro de la cicatriz. Al cabo de unos días, estos puntos o grapas se retiran y continúa la cicatrización. La técnica a la que me refiero y que también se utiliza en cirugía estética difiere un poco. También se colocan puntos, pero son internos, es decir, se ponen debajo de la piel, a un nivel más profundo. Después la herida se cierra con los denominados «puntos americanos» o «Steri-Strips», que son en realidad unas tiras de esparadrapo finito muy tramadas, que se van pegando a lo largo de la cicatriz (muchas veces también en perpendicular para reforzar el ajuste). Al cabo de unos días, que pueden variar en función de lo que sugiera el médico, una misma, en casa, se puede retirar estos puntos ayudándose de agua y jabón. La herida ya está cerrada, y como testimonio queda una fina línea en la piel, sin esas molestas marcas de los puntos atravesándola que quedaban antes, y sin el relieve que provocan las capas de tejido mal ensamblado.

Mi portacath sobresalía bastante. Sobre todo con el paso de los meses, a medida que me fui quedando más delgada y huesuda. Además, resultaba molesto al conducir porque me rozaba con el cinturón de seguridad, y también cuando me colgaba el bolso en bandolera. Era una presencia constante.

En cuanto acabé la quimio (aún estaba con las sesiones de radio), solicité que me lo quitaran. Se sorprendieron al ver que no lo había llevado ni un año, hasta que hice un comentario y la enfermera exclamó: «¡Ah, tú eres la buceadora!». Se ve que el caso había sido bastante comentado. Y tal y como habíamos acordado entre todos, me extrajeron el portacath sin ningún problema. Otra vez tuve que ir varias veces, porque quería que me atendiera el mismo cirujano, el de los puntos invisibles. Me hizo un corte limpio, y en un momento el «bichillo» estaba fuera. Esto fue en julio del 2010. Ese verano pude bucear.

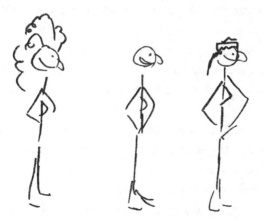

Hacer frente y poner en marcha todo el proceso que gira en torno al tema de la caída del pelo, fue para mí de lo más complicado.

Y creo que la mayor parte de las mujeres que han compartido esta experiencia estarán de acuerdo. El caso es que te pones a buscar una solución antes de que exista el problema, antes de ver cómo se te cae el pelo, y, claro está, cuesta mucho hacerse a la idea. Creo que ésa es la primera vez que de verdad tomas conciencia del proceso que comienza. En el fondo mantienes la esperanza de que, como otros efectos secundarios más o menos aleatorios, a ti no te pase. Pero creo que de éste no te libras…

Hay muchos centros en los que te dan diversas soluciones. A mí no me convencía ninguna, porque no me sentía identificada. Igual que el día de mi boda no me veía con uno de esos vestidos con cancán, esta vez no me veía a mí misma con una peluca. Y tampoco me veía llevando tan sólo un pañuelo. Te expones a muchas preguntas, a que te miren por la calle, y no estaba preparada para eso. Quería evitar a toda costa que se me notase, pero no veía cómo.

Así que recurrí a una buena amiga, diseñadora y estilista. En seguida reaccionó. Me entendió perfectamente (fue ella quien me ayudó también con el estilismo de mi boda; conoce mis gustos casi mejor que yo, y en seguida sabe qué opciones plantearme).

Se puso en contacto con otra amiga peluquera que, como ella, trabaja en medios de comunicación, y juntas se pusieron manos a la obra.

Comenzamos por recorrer varias tiendas de pelucas. Lo primero es descartar opciones. Antes de asegurarnos de que no quería peluca, probamos a ver qué tal me quedaban, y si me sentía cómoda. ¡Y me sentía fatal! Varias de mis amigas habían llevado peluca al pasar por lo mismo, y la verdad es que les quedaba mucho mejor. Definitivamente, la peluca no era para mí.

Estas amigas que tanto me ayudaron con el estilismo trabajan con pelucas a diario, creando personajes, y saben lo incómodo que me podía resultar su uso. Pica, da calor, se te mueve, hay que cuidarla muchísimo… Y a alguna gente esas cosas le gustan: peinar por las noches el pelo, llevarlo a lavar… Pero yo no uso ni secador en mi vida diaria, y me cuesta horrores ir a cortarme el pelo.

¿Qué hicimos entonces? Una verdadera obra de arte.

Primero compramos unos Buffs, también llamados «bragas», unas bandas que se utilizan sobre todo en actividades de montaña, para abrigar el cuello o la cabeza. Es un tubo sin costuras, hecho de un tejido técnico de alta calidad, muy ligero, traspirable y fácil de lavar. Hay muchas formas de ponérselo, y de hecho la propia empresa ha elaborado un folleto con instrucciones de cómo ponerse los Buffs, específico para pacientes oncológicos (*véase* anexo 4). Al perder el pelo, la cabeza pierde volumen, y si utilizamos sólo un Buff o un pañuelo para cubrirnos la calva, parecerá que la cabeza es demasiado pequeña. De ahí la propuesta de la empresa, de ponerte dos: el primero para dar volumen, y el segundo como un gorrito, para vestir la cabeza.

Nosotras hicimos algo diferente. Dimos al primer Buff, de color negro, la forma de casquete, doblándolo sobre sí mismo. Éste sería el que estaría en contacto con mi piel, y la base para añadir el pelo. Mi amiga peluquera, compró cabello natural de mi color, y lo trató. Lo tiñó un poco para darle unos reflejos, y lo cosió alrededor del casquete. Después me lo probó, y lo fue cortando para que se parecieran a mis pelillos, siempre despeinados y alrededor de la cara. Dejó espacio en el lugar donde encajaban las orejas, y dio forma al flequillo, que caía hacia un lado. El pelo que compró y trabajó era muy parecido al mío, fino y ondulado.

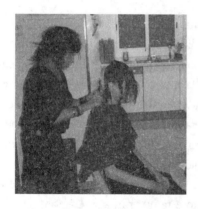 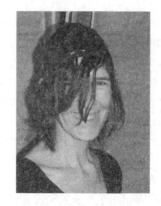

Ésta era la primera parte del proceso. Ya teníamos la base. A partir de ahí, sólo quedaba jugar con los accesorios: las gorras, los Buffs o los pañuelos que me pondría para tapar el «casquete». Utilizaba diversas combinaciones. Sobre todo, otros Buffs que me ponía como si fueran pañuelos. Tenía de muchos colores, eran fáciles de llevar, y abrigaban sin asfixiar ni apretar. Además, se lavaban muy fácilmente. También los pelillos se lavaban y peinaban fácilmente.

Tuve suerte. Aquel invierno se pusieron de moda todo tipo de gorras y boinas, y tenía muchas posibilidades de cambiar de estilo. Fue hasta divertido. Mi amiga diseñadora y yo nos perdimos por las tiendas probándonos de todo. Y los pelillos pasaron «pruebas de examen» infinitas. Incluso las enfermeras pensaban que era mi propio cabello, y que llevaba el gorrito o el Buff porque estaba de moda. Yo me miraba al espejo y me veía muy bien. Un día, me entretuve contando en el metro las personas que llevaban accesorios en la cabeza, y éramos siete, de unas veinte. Era difícil imaginar las verdaderas razones de por qué llevaba el mío, y eso me daba tranquilidad.

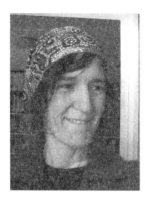 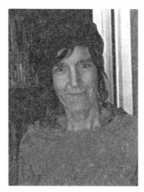 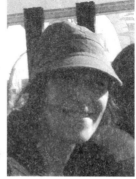

Además, ¡podía ir en moto y ponerme el casco sin miedo a quedarme calva en medio de la calle! Si llevaba una boina, me la quitaba, y me quedaba dos segundos con el casquete negro al aire, antes de enfundarme el casco. Nadie se daba cuenta de que llevaba una cosa rara en la cabeza, al ser el casquete negro. Si me había puesto los Buffs o los pañuelos, me colocaba el casco de la moto directamente. Para quitármelo, bastaba con tener un poco de cuidado para que no se moviera la estructura. Nunca me quedé con la cabeza desnuda expuesta delante de la gente, ni pasé por situaciones incómodas que sé que te pueden hacer sentir vulnerable e indefensa. Así que, evidentemente, recomiendo esta opción mía. La pongo a disposición de todas, aunque es cierto que, como con todo, lo importante es encontrar la alternativa que mejor le vaya a cada una.

Soy consciente de que no todo el mundo conoce a alguien que sepa de cabellos y pelucas, o a veces no nos apetece pedir ayuda. Si la idea que os he descrito os apetece, existe la alternativa de comprar los flequillos o las nucas, ya hechos, en las tiendas especializadas. Se pueden combinar de la misma manera que yo combinaba mis pelillos, y no dan tanto calor como una peluca entera.

Si optas por llevar sólo pañuelos, en los que se denominan centros especializados en soluciones para enfermos de cáncer (¡qué poco me gustan estos términos!) te enseñarán cómo ponértelos. Como he explicado al hablar del Buff, es importante saber dar volumen a la cabeza. A veces nos olvidamos de que el cabello abulta, y en cierta manera agranda la percepción de la cabeza. Si no tenemos pelo y nos cubrimos, se nos verá una cabecita muy pequeña. Por eso hay formas de colocarte los pañuelos y Buffs de tal manera que se vea una cabeza con un tamaño parecido al habitual.

Por último, la peluca es otra de las opciones. ¡Y éste sí que es un mundo! Las hacen de cabello natural, de pelo artificial, a medida o por catálogo. También los precios varían, en función de la calidad. Yo me probé unas pocas, para ver la sensación y quedarme plenamente convencida de que no era lo mío. Como fue una de las opciones que descarté, prefiero limitarme únicamente a mencionarlas. Si os animáis a probarlas podéis obtener información en los centros citados anteriormente, o directamente en Internet.

La peluca nunca reproducirá perfectamente el cabello o el corte habitual, ni siquiera una hecha a medida y con pelo natural, aunque pueda dar un aspecto más cercano al habitual que la artificial. Antes de decidirte por una peluca natural, mi recomendación es mirar algunas ya hechas. Porque la inversión a realizar en una peluca natural es importante, y vale le pena explorar otras alternativas. Por otra parte, las pelucas corren un riesgo alto de acabar en el cajón. Algunas personas no soportan el tejido en la cabeza. Y sería una pena todo el esfuerzo dedicado para que al final no cumpla su cometido.

Hay mujeres que han aprovechado esta ocasión para cambiar totalmente su imagen. Y se han puesto una melena enorme, de pelo rubio, rizado, moreno… un aspecto diametralmente opuesto al que tienen normalmente. Es una buena idea si te gusta experimentar.

Las cejas y el resto de la cara

Evidentemente, no se cae sólo el pelo de la cabeza. También el de las cejas y el del resto del cuerpo va desapareciendo poco a poco. Algunas personas conservan el vello de los brazos; otras, ni eso.

Resulta curioso comprobar cómo cuando ya llevas un tiempo calva, las cejas y las pestañas aún aguantan el envite. Hay casos de mujeres a las que se les han comenzado a caer incluso una vez finalizada la quimioterapia. Lo que sí es cierto es que, como el pelo de la cabeza, ese vello también se cae. Ocurre de modo progresivo. Poco a poco, cejas y pestañas se van despoblando, y conviene estar preparadas y tener a mano los recursos necesarios, ya que para algunas personas resulta especialmente traumático, debido a que se pierde la expresión de la cara. Nosotras lo percibimos de inmediato, pero es de esas cosas que con un par de trucos y algo de maquillaje se disimulan bien.

Una buena idea es hacernos una foto antes de que las cejas comiencen a desaparecer. Así tendremos una referencia sobre la que apoyarnos cuando no las tengamos.

La *micropigmentación* dibuja nuestras cejas de forma permanente, con la misma técnica con que se hacen los tatuajes. En muchos de los centros especializados en soluciones para enfermos de cáncer suelen tener acceso a esta técnica. Y también en los centros de belleza que ofrecen «maquillaje permanente». Al margen del resultado final, que dependerá en gran parte de la maestría del profesional, es importante tener en cuenta que para dibujar en la piel, se realizan pequeños pinchacitos para introducir tinta a nivel superficial. Ya sabemos que durante el tratamiento de quimioterapia nuestras defensas bajan y somos más vulnerables a todo tipo de infecciones. Por eso, si se realiza la micropigmentación, debe hacerse antes de comenzar la quimio.

Otra opción más sencilla y menos costosa es la de *maquillarnos cada día*. Una técnica, que a mí me fue muy bien, consiste en utilizar primero un lápiz marrón bien afilado para dibujar los pelillos, y una sombra marrón que aplicaremos como relleno sobre los pelillos dibujados. Esta opción te permite reproducir la forma y los remolinos de tu ceja, de ahí que resulte tan natural. En una semana te acostumbras y lo llegas a hacer de manera automática. Existen además cejas postizas y plantillas que se pueden adquirir en farmacias o centros de belleza especializados.

Como las pestañas también se caen, nunca está de más perfilar los ojos, al menos el párpado superior. En cuestión de colores, no hay nada escrito. Pero puede ser interesante buscar tonos que dulcifiquen la expresión, como los marrones, grises azulados…

El resto de la cara agradecerá una dosis extra de hidratación. Lo ideal es utilizar productos naturales. Las cremas de laboratorio contienen a menudo parabenos, que son productos químicos sintéticos provenientes del petróleo.[3] Podemos recurrir a aceites naturales, e incluso elaborar un producto casero, mezclando a partes iguales aceite de germen de trigo con aceite de oliva y aceite de nuez de macadamia. Para facilitar la absorción y evitar un exceso de grasa, podemos recurrir al agua de rosas como tónico facial.

Conviene además proteger la piel con una crema solar de factor alto. La quimioterapia crea fotosensibilidad y nuestra piel es más propensa a quemarse o a que aparezcan manchas.

---

3. A partir del descubrimiento de parabenos en algunas muestras de tumores de mama se comenzó a especular con la posibilidad de que estas moléculas pudieran viajar desde la axila, en que se aplicaba el desodorante que los contenía, hasta el conducto mamario, contribuyendo así en el desarrollo del tumor. Sin ánimo de entrar en polémicas, la MTC no ve con buenos ojos la aplicación en la piel de productos que no puedan ser ingeridos por la boca, ya que la piel también absorbe esos productos.

Para finalizar, un poco de colorete rosado en los pómulos y un hidratante labial nos aportará ese toque de luminosidad que pierde la piel.

Visita al dentista

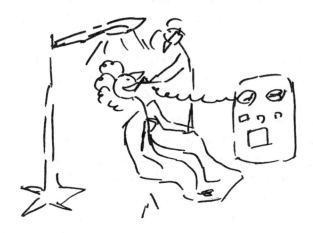

Durante la quimio lo mejor es evitar cualquier otro tratamiento que favorezca la proliferación de infecciones. Entre ellos, las limpiezas de boca, las extracciones, y los empastes. Por eso lo mejor antes de comenzar es comprobar que tu boca está sana y que durante un tiempo no necesitarás tratamiento. Además, las encías y el esmalte dental pueden quedar afectados por la quimio, y si tu dentista comprueba tu situación antes de comenzar, podrá después valorar el impacto del tratamiento.

El tratamiento de quimio y sus efectos secundarios

La primera vez que me vi haciendo cola para entrar en el hospital de día, estaba en estado de alerta, preguntándome cómo sería el año que comenzaba en ese momento, cómo reaccionaría mi cuerpo, qué sentiría. Me podía la curiosidad, el conocer un mundo que siempre me había resultado ajeno. Nunca antes había estado enferma. Mi única estancia en el hospital había sido un año antes, al sufrir un parto espontáneo debido a una infección. Y la verdad, un tratamiento de este tipo no era algo que entrase en mis planes cuando te haces el mapa de tu vida y de lo que queda por venir.

No deja de ser una situación increíble, una especie de subidón de adrenalina, el pensar que a partir de ahora, y hasta nuevo aviso, todo lo que te ocurra será nuevo, algo no experimentado antes. Me recuerda a la sensación que tienes cuando cambias de ciudad, de país o de trabajo, y estás el primer día preguntándote cómo será tu vida allí, si te adaptarás, si encontrarás a gente agradable, si te gustará… Pues así me sentía yo. Hubiera preferido no tener que pasar por ello, claro está, que nunca me hubiesen encontrado ese bulto. Pero, una vez puestos en situación, iba a vivirlo de la mejor manera posible.

Entré en una estancia soleada y espaciosa, con gente agradable y sofás cómodos. Daba seguridad notar que las enfermeras sabían perfectamente lo que hacían. Al margen de alguna paciente que se regodeaba contando sus miserias y tragedias a voz en grito, el ambiente era distendido. Te abrían la puerta a un lugar en que te acompañarían una temporada a lo largo del camino, para ayudarte y ponértelo lo más fácil posible. ¡Qué gente más maja!

Me senté en el sofá y comenzaron a explicarme el proceso. Aún no me habían colocado el portacath, así que me pusieron una vía y comenzaron a introducir líquidos diversos.

La quimioterapia de mama normalmente combina dos tipos de sustancias. Se suelen aplicar seis u ocho ciclos de quimioterapia, tres y tres, o cuatro y cuatro de cada tipo de sustancia, de forma consecutiva.

La primera sustancia es fácilmente reconocible por su color rojo. Se habla de ella como de «la roja». Combina la adriamicina (que le da ese color), y la ciclofosfamida. La acción de este compuesto de fármacos se centra en las células tumorales. Cuando se utiliza como terapia neoadyuvante o de inducción, que es aquella que se aplica antes de la quimio o de la radio, su objetivo es detener el crecimiento del tumor y reducirlo. Si se utiliza como terapia adyuvante, es decir, después de la cirugía, su propósito es atacar las células tumorales que hayan podido quedar, para evitar la reproducción o diseminación del tumor.

Cada ciclo de quimioterapia como tal, es decir, el tiempo que pasas en el hospital conectada a un gotero que va suministrando el tratamiento, dura una hora y media aproximadamente. Su efecto comienza a notarse a los diez minutos de haber comenzado. Uno de los buenos consejos que me dieron las enfermeras al llegar por primera vez al hospital para recibir el tratamiento fue el de no hacer caso de lo que cuenta la gente, porque no necesariamente experimentamos los efectos secundarios que han tenido otras personas. Ahora que lo veo con perspectiva estoy plenamente de acuerdo con ellas. Cuanto más lees, cuanto más oyes, más pendiente estás de que te ocurra lo que se supone que puede ocurrir, así que mi sugerencia es incluso pasar de largo este capítulo de los efectos secundarios y volver a él sólo si es necesario.

En seguida, en cuestión de minutos, desde el momento en que te conectan al gotero, comienzas a sentirte grogui. Y poco a poco te vas dando cuenta de que ya no estás tan rápida de reflejos. Estás como en un globo. Si estás hojeando un periódico verás que ya no te puedes concentrar en el contenido de la noticia, sólo en los titulares. Por eso no es recomendable conducir tras un ciclo de quimio.

Lo siguiente, que suele aparecer al cabo de una media hora, son las náuseas. Pero no son tan graves ni terribles como se ven en las películas. Y mucha gente no las sufre. Te proporcionarán varios medicamentos para regularlas (pastillas a tomar el día antes de empezar, el mismo día y al día siguiente, más o menos) que consiguen paliar el síntoma y hacerlas llevaderas. En mi caso, puede que fuera porque acababa de salir de un embarazo con nauseas y vómitos constantes durante más de tres meses, o porque había oído y visto cosas muy alarmantes por la tele, lo cierto es que me había preparado para una sensación mucho más intensa de lo que en realidad fueron. Son muy pesadas, pero van remitiendo con el paso de las horas, y al cuarto día ya apenas se notan, con lo cual todo es cuestión de echarle paciencia, tachar días en el calendario y pensar que ya no queda nada para que se acaben. Una buena ayuda a la que recurrir son las pastillas de valeriana, una hierba natural de efecto sedante que tranquiliza y ayuda a dejar que pase el tiempo.

También ayudan las infusiones de jengibre, que palían las nauseas; o tomar Coca-Cola, todo es bienvenido. En el capítulo de recetas, encontraréis cómo hacer el aceite de marihuana, otro recurso bastante efectivo.

A partir de ahí, y sobre todo a medida que se suceden los ciclos, te sentirás más cansada. A veces cuesta hasta salir de casa, y de hecho hay gente que no lo hace. Pero creo que es importante ponerse como objetivo levantarse de la cama cada mañana, ducharse y salir aunque sea a comprar el pan. En aquella época, me maquillaba un poco, todos los días, algo impensable en mí hasta entonces. Y el sólo hecho de dibujarme la raya del ojo o ponerme un poco de color me hacía ver el día de otra manera.

La quimio ataca sobre todo las células que se dividen rápidamente, por eso notarás sequedad en las mucosas, es decir, en los ojos, en la nariz, en la vagina, en la boca. En el capítulo de los trucos se recogen algunas pautas para hacer más llevadero ese momento, que puede no llegar. De hecho, yo sólo tuve aftas en la boca una de las veces. Supongo que después supe prevenirlas. Y la sequedad que noté en la zona de los órganos genitales no fue dolorosa, ni demasiado incómoda.

En cambio sí que experimenté muchas dificultades para concentrarme. Me olvidaba las llaves, no sabía dónde dejaba las cosas, ni si había dado los recados que quería dar. A veces ni siquiera recordaba determinadas conversaciones. Lo bueno de todo eso es que pude entender mejor a mi padre, que debido a su edad ya comienza a tener lagunas. También me notaba desbordada, incapaz de tomar decisiones o de programar nada. Decidir qué hacer para cenar requería todo un análisis, y recetas que hasta entonces había hecho de memoria, o por intuición, ya no eran un divertimento fácil y entretenido, sino todo un reto. Muchas mujeres recordaréis ese momento del embarazo en que la memoria te juega malas pasadas. No recuerdas a quién le has explicado algo, o a dónde han ido a parar las llaves. Suele ser la memoria reciente la afectada. Lo que estás a punto de decir se desvanece y parece que estás un poco «ida». El efecto de la quimio que describo provoca una situación parecida, algo más exagerada. Por suerte, esos efectos se van mitigando a medida que se eliminan las toxicidades del cuerpo.

Todo ello se lo comentamos al oncólogo cuando fui a hacerme los análisis antes del segundo «chute». Lo achacó en parte a la bajada de defensas que había sufrido y que se reflejaba en los análisis que me había hecho. A partir de ese momento me recetó la famosa inyección de los 1.000 € del día anterior, que te proporcionan en el propio hospital (no se vende en farmacias). Digo famosa por varias razones: la primera es por su efectividad, y la segunda es, evidentemente, por su precio, pues efectivamente, cada pinchacito cuesta 1.000 €. En España la Seguridad Social la ofrece de manera gratuita (lo hacía cuando me traté), pero en una esquina de la caja se puede leer el precio.

La función de esta inyección es la de mejorar nuestras defensas, estimulando el crecimiento de glóbulos blancos, nuevos y sanos. En un plazo de 24 a 48 horas a partir del momento en que te han suministrado la quimioterapia, te la pones, o te la ponen, en casa, en la zona de la tripa, que es una parte grasa, sin músculo. Es una inyección subcutánea, y para aplicarla basta con pellizcar la piel entre dos dedos (como cuando te coges un «michelín») e ir introduciendo el producto poco a poco, mientras aflojamos la presión del pellizco. Nosotros estuvimos practicando con una naranja antes de pinchar por primera vez. Como sugerencia, propongo no leer el prospecto con la descripción de los posibles efectos secundarios de la inyección, porque son muchos. Yo no noté grandes diferencias, y en cambio sí pudimos ver que a partir de entonces mis defensas no bajaban tanto.

El tratamiento de quimioterapia provoca una bajada de defensas, pues al igual que destruye las células tumorales y las células que se reproducen rápidamente (como las de las mucosas), ataca también a nuestros anticuerpos. Es frecuente, además, sufrir anemia durante el tratamiento por esta misma razón. Los glóbulos rojos también se ven atacados.

La rutina de cada ciclo de quimioterapia, si todo evoluciona según lo previsto –que es lo habitual–, es parecida. Se habla de los días -1 (el día previo al ciclo de quimio), 0 (el día de la quimio) y día 1 (primer día después de la quimio).

El día –1:
El día previo a la administración de la quimioterapia.
- ☺ Por la mañana temprano te hacen análisis en el hospital.
- ☺ Tras los análisis, tienes visita con el oncólogo, que a partir de los resultados de los análisis valora si estás fuerte para acometer otro ciclo de quimio. A veces, decide retrasar el tratamiento a fin de que puedas recuperarte un poco más.
- ☺ Si el proceso sigue adelante, es posible que esa misma noche comiences a tomar medicamentos para prevenir las nauseas, los dolores musculares, el ardor de estómago…

El día 0:

El día en que te administran la quimioterapia.

- ☺ Por la mañana (normalmente) vas al hospital a recibir el tratamiento.
- ☺ De vuelta en casa, continúas con unas pautas específicas de medicamentos que tratan de prevenir y paliar los efectos secundarios.
- ☺ Por la noche te pones la inyección de los 1.000 €.

El día 1:

El primer día después de la quimio.

- ☺ Seguramente aún tienes una pauta de medicamentos para ingerir, que cada vez es más sencilla y va disminuyendo a medida que pasan los días. Lo normal es que hasta dentro de tres semanas no vuelvas a comenzar el proceso, a abordar el siguiente ciclo.

La segunda mitad del tratamiento, en que se cambia la medicación, comenzó en mi caso con el quinto ciclo. Durante los cuatro ciclos de quimio que me quedaban, me aplicaron Taxotere, que actúa sobre las células tumorales que hayan podido quedar diseminadas por el resto del cuerpo. No es un tratamiento tan dirigido al tumor como el primero. Se encarga de «limpiar» de células malignas todo el organismo.

Despedí el año 2009 a la vez que recibía mi quinto ciclo de quimio, el primero de Taxotere. Fui al hospital de día el 31 de diciembre. Habíamos comprado unas uvas pasas por si conseguíamos aguantar despiertos hasta media noche y celebrar el Nuevo Año. ¡Y sí, pudimos! Esta vez no tuve nauseas, y los dos primeros días fueron muy bien. Incluso nos fuimos a dar un paseo por la montaña el día 1 de enero, disfrutando de un sol espléndido y una tranquilidad casi imposible en la zona cualquier otro día del año.

El tercer día comenzaron los dolores. No me habían advertido de ello, supongo que para evitar condicionarme. Es un efecto secundario frecuente con el Taxotere: el dolor de huesos. Imagino que la artritis provoca molestias parecidas. Y es algo insoportable. Parece que la cavidad torácica se estira y encoje, y que las costillas han sido apaleadas. Dura varios días.

Llamamos por teléfono al hospital y nos recomendaron alternar paracetamol e ibuprofeno cada cuatro horas, pero no me hacían efecto. Así que recurrimos a la farmacia de nuestro barrio en busca de ayuda. Nos recomendaron relajantes musculares, y algún tipo de pastillas naturales de efecto relajante, como las de valeriana, para pasar el trago lo mejor posible. ¡Cómo aprecias los pequeños gestos de la gente que te rodea cuando estás mal! Como en esa farmacia nos conocen, nos dieron un calmante que normalmente necesita receta. Y ¡menos mal! Creo que lo peor de los efectos secundarios es el desconocimiento, o la falta de experiencia. Cuando aparecen por primera vez y no te han informado, no sabes a qué atenerte, y eso hace que todo sea más duro. Nosotros no sabíamos de dónde venían los dolores, ni cuánto tiempo durarían. Ni siquiera entendíamos por qué se producían. Sí que notábamos, sobre todo yo, claro, que ni el paracetamol ni el ibuprofeno hacían efecto. Así que cuando vi marchar a Josep hacia la farmacia, esperé en casa deseando con todas mis fuerzas una solución, pero con poca confianza. Verle aparecer con los calmantes fue ya en sí mismo tranquilizador.

Creo que este quinto ciclo fue el peor. Además de los dolores musculares, tuve muchas llagas en la boca, me aparecieron hongos en la boca y en la tráquea, apenas podía comer, y comencé a salivar de forma descontrolada. Lo de la salivación no le ha pasado a nadie más en mi entorno. Los médicos lo encontraban hasta gracioso, pero era una lata. No podía descansar ni diez minutos, pues la boca se me llenaba de saliva que tenía que escupir cada dos por tres. Durante el embarazo también me había ocurrido, y llegué a controlarlo mascando chicle. Pero la salivación de la quimio era incontrolable, y a medida que pasaban los ciclos se hacía más y más abundante. Os ahorro los detalles, un tanto desagradables. Creo que con lo que he dicho os podéis imaginar la experiencia. Para daros un ejemplo, cuando íbamos en el coche nos acostumbramos a abrir la puerta para que yo pudiera escupir cada cierto tiempo, sin aminorar la marcha demasiado incluso si circulábamos por la autopista. Y, cuando salía a la calle, llevaba el bolso cargado de servilletas de papel para no escupir directamente en el suelo.

Debido al Taxotere las uñas se me oscurecieron y se me ablandaron. De eso sí me avisaron. Estaban quebradizas, y se despegaban del dedo. Las llevaba muy cortitas para que no se me engancharan con las cosas. Y, cómo no, pintadas para disimular un poco. A estas alturas ya me conocéis bien y no hará falta añadir que nunca antes me las había cuidado tanto y con tanta regularidad. Eso de pintármelas era para las ocasiones especiales: bodas, bautizos y comuniones.

Y notaba mucho cansancio. Pero lo achaco más a la acumulación de toxinas en mi cuerpo que al Taxotere en sí mismo. Casi no podía subir las escaleras, porque sentía ese cansancio muscular que experimentas cuando has estado todo el día en la montaña caminando y exigiendo a tu cuerpo más de lo que puede dar. Cuando comenzaba a notar ese dolor, seguía caminando un poco más. No sé si con buen o mal criterio, pero pensaba que si cada día daba un paso más, mi organismo se limpiaría de toxinas y se recuperaría antes.

No adelgacé mucho, unos cinco kilos. Pero se me notaba. Sin la peluca, parecía un pollito asustado, con las clavículas y las costillas marcadas y la cara alicaída y de un color mortecino. Eso, evidentemente, lo veo ahora en las fotos. Entonces yo me veía estupenda, con mis pelillos y mi «tipito».

Durante el tratamiento, algunas personas tienen diarreas, llegando incluso a ingresar en el hospital como medida preventiva, para evitar la deshidratación. Otras, creo que todas, porque aunque lo pueda parecer, no es incompatible con la diarrea, retenemos muchos líquidos. Pero son malestares que van pasando.

Nuestra piel necesitará ser tratada con un mimo especial, porque se reseca, y se vuelve muy sensible al sol. No está de más incorporar a nuestra higiene diaria la aplicación de una crema de protección solar total. En las farmacias y tiendas ecológicas se pueden encontrar algunas muy naturales. Así, evitaremos en lo posible la aparición de pecas, manchas, lunares negros y rojos, que no siempre desaparecen con el tiempo.

Mi último ciclo de quimioterapia fue el 9 de marzo del 2010. La Semana Santa comenzaba unos quince días después, así que aprovechamos esas vacaciones para celebrar el final del proceso, y nos fuimos a Lisboa. Un amigo nos dejó un apartamento precioso. No se nos ocurrió pensar que en Lisboa todo son cuestas. Al llegar nos encontramos con la sorpresa de que el tranvía nos dejaba en una plaza desde la cual, para llegar a casa, había que caminar unos 100 metros cuesta abajo. Y una vez allí, ¡subir tres pisos hasta el ático! Conclusión: cada vez que salíamos de excursión, simplemente llegar hasta el tranvía implicaba ya una mentalización y un esfuerzo importantes. La ciudad es tan bonita, y la gente tan amable, que todo se olvidaba cuando te sentabas a tomar algo o simplemente a contemplar el paisaje desde un mirador.

El día del último ciclo de quimio te sientes aliviada. Sabes que lo más pesado ha terminado, y que ahora todo irá a mejor. Cada vez te sentirás más fuerte, más despierta, más alegre, más positiva. De alguna manera, la amenaza se irá alejando. La piel irá recuperando su flexibilidad, se suavizarán las ojeras, recuperarás el sentido del gusto y podrás disfrutar de las comidas de nuevo. Te comenzará a crecer el pelo, tanto si has engordado como si has adelgazado, la ropa te irá quedando mejor, recordarás y retendrás más cosas y notarás que la cabeza y la mente vuelven a responder. Tus días comenzarán con una dosis extra de energía respecto al día anterior, y dormirás bien, tranquila y en paz.

Todo ello hace que los efectos secundarios del último ciclo ya no sean tan pesados ni tan duros, ni tan difíciles, ni tan largos… Mi madre quiso venir a pasarlo conmigo, y se cogió un vuelo para el día después del «chute». No sé cómo se las apañan las madres, que siempre les pasan las cosas más surrealistas. En el caso de la mía, y de esa visita en concreto, su vuelo aterrizó en Barcelona justo el día de la Gran Nevada. En Barcelona no nieva nunca, y menos en el mes de marzo. Pues ese día 8 de marzo del 2010 cayó una nevada que dejó la ciudad paralizada. Algo que no había pasado en cincuenta años ocurrió entonces. Y la situación fue incluso cómica. Yo en casa con una amiga que trataba de distraerme, mi madre en un taxi que estaba bloqueado en medio de la carretera, camino de mi casa, y Josep entre dos aguas (¿o entre dos nieves?), sin saber bien a quien rescatar: si a mi madre, del caos de Barcelona, o a mí, de mis efectos secundarios, de la situación, e incluso de mi amiga, que aunque trataba de ayudar, creo que añadía algo de confusión a la escena. Ahora suena ridículo, pero en su momento te ahogas en un vaso de agua, y si encima tienes a tu madre perdida en medio de una ciudad sumida en el desconcierto, con los coches parados bajo la nieve preparándose para hacer noche allí mismo, el asunto se complica.

Mi madre vino para hacerme compañía y ayudarme. Creo que esos días Josep se iba de viaje. Y me ayudó, sí, porque el hecho de tenerla en casa me llevó a sobreponerme. Hice de tripas corazón, y le mostré mi mejor cara. Traté de ocultar mi cansancio, acogiéndola para que estuviera cómoda. Su deseo de mimarme y hacerme comiditas no era tan fácil de llevar a la práctica, al no estar en su casa con sus cosas. Así que varias veces fui yo quien acabó cocinando para las dos. Seguramente, si hubiera estado sola, me habría dejado llevar más por el cansancio, y habría comido menos. Con ella dando vueltas por la casa, a mi lado, el tiempo pasó más rápido, estuve entretenida y creo que incluso me sentí útil. Mi objetivo era que mi madre no se preocupara, que no sufriera, porque de verdad, la situación no era grave. Seria sí, pero no grave.

Ha pasado un año y medio desde ese último ciclo. Aún noto el pie entumecido, y aparentemente menos flexible, aunque es únicamente una percepción mía subjetiva, porque la realidad me demuestra que puedo moverlo igual que antes. Por las mañanas, al despertarme, noto los dedos algo doloridos en el momento de comenzar a moverlos, como si tuviera un problema reumático o de artrosis. Las puntas de los dedos también conservan un recuerdo del cosquilleo y la pérdida de sensibilidad que tuve en su momento. No se pierde el tacto completamente. Más bien, en algunos dedos parece como si la piel fuera un poco más tosca y por tanto incapaz de recoger la información que recogía antes; como cuando se te pega un trozo de papel de celofán en la yema del dedo y notas una sensación extraña. Son meros recuerdos de aquellos efectos, ya tan lejanos. Creo que irán desapareciendo poco a poco. Dicen que no acabas de eliminar las toxinas hasta pasados dos años. Tengo toda la vida para comprobar cómo van remitiendo esos efectos.

No me arrepiento de haber pasado por la quimioterapia. Creo que a veces no es tan importante lo que hagas, sino cómo lo hagas. La quimioterapia es una forma más de tratar el tumor y eliminarlo. Si crees en ello, adelante, pues eso te dará fuerzas para vencer el tumor desde dentro también, desde ti misma. Siempre y cuando estés informada de lo que haces y seas consciente de por qué lo haces.

Resulta muy fácil decir que la quimio es veneno. De hecho, yo misma lo pienso, porque realmente tiene un impacto en el cuerpo con consecuencias nada desdeñables. Pero aun así, creo también en la capacidad del organismo para regenerarse, encontrar el equilibrio y salir adelante, hagamos lo que hagamos. ¡Maltratamos nuestro cuerpo tanto y tan a menudo!

Y no sólo con medicamentos, también con lo que comemos, lo que bebe-mos, con el ritmo de vida que llevamos, las horas sin dormir, las prisas, las preocupaciones, el exceso de sol, de ejercicio; o con el sedentarismo, los tacones, la moda, las malas posturas, los ordenadores, las radiaciones... Y aun así, sigue dándolo todo por nosotros, y resistiendo. Por eso, si la ra-zón para no darse quimo es el miedo a los efectos secundarios que conlle-va, hay formas de ayudar a que nuestro cuerpo se recupere y a que el trago no sea tan duro. De ahí la importancia de la nutrición y de las terapias complementarias o alternativas, como la medicina china, que me ayudó a restablecer mi hígado y mi riñón desde el primer momento, o como la homotoxicología, que comencé al acabar la quimioterapia.

La cirugía

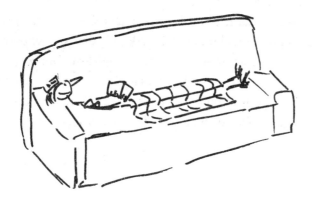

Una operación siempre es una agresión para el cuerpo. Y aun así, creo que ésta de la que hablamos resulta mucho más llevadera de lo que pue-da parecer. No hay motivos para estar asustada. Los médicos realizan va-rias cada día.

En nuestro mundo occidental no damos demasiada importancia al hecho de entrar en un quirófano. Nos parece casi un trámite. La MTC, en cambio, considera la cirugía una técnica muy invasiva, que provoca un gran desgaste y un desequilibrio energético. Poco a poco, las operaciones van mermando la energía vital de nuestro cuerpo. Según la MTC, todos nacemos con una cantidad específica de energía vital. Es nuestra «hucha» energética, que vamos consumiendo al ir viviendo la vida, y no hay manera de rellenar. Agresiones como la cirugía provocan un consumo extra de energía necesaria para poder recuperarnos, con lo cual nuestras reservas disminuyen.

A tener en cuenta

La cirugía de mama, sobre todo si lleva consigo la extirpación de ganglios, conlleva un proceso de recuperación largo. Se pasa por dos etapas, para las cuales podemos prepararnos psicológicamente, y también desde un punto de vista organizativo.

La primera etapa comienza en cuanto te dan el alta en el hospital y llegas a casa. Tendrás poca movilidad, y estarás dolorida, así que lo mejor es prever con antelación las necesidades que puedas tener, para no haber de buscar soluciones precipitadas los días siguientes a la operación. Me refiero a cosas sencillas, como tener la comida preparada, disponer de ropa interior cómoda, aceptar el hecho de que el brazo estará inmovilizado, y que aunque nos encontremos más o menos bien, no podremos cargar pesos, cocinar, hacer la cama, ir a la compra o vestir a los niños.

La segunda es una etapa más larga y más pesada. Se tardan meses en recuperar la movilidad total, y para conseguirlo hace falta constancia. El secreto, que no es tal, es mover el brazo todo lo posible, estirarlo, no permitir que la cicatriz se acomode y que el brazo se conforme y acepte el acortamiento de los tejidos. Se puede recuperar toda la movilidad, no es tan difícil. Pero es importante mentalizarse de que comienza un período excepcional durante el cual nuestro cuerpo estará trabajando para sanar y necesitará dosis extras de cariño, tiempo y esfuerzo. El médico o el fisioterapeuta del hospital suele pautar unos ejercicios para realizar diariamente. Y son la clave de la recuperación, aunque duelan un poco. El dolor irá desapareciendo con el tiempo, aunque parezca imposible, y el brazo cada vez llegará más alto y más lejos, sin problemas.

La intervención quirúrgica y sus efectos secundarios

Normalmente ingresarás en el hospital la noche previa a la intervención, o ese mismo día por la mañana, si entras en quirófano por la tarde. La operación en sí misma es muy rápida. No suele durar más de dos horas.

Cuando ingresé, un jueves hacia las cuatro de la tarde, me encontré en la habitación con otra paciente y toda su familia. Ella no hablaba mucho, porque tampoco podía. ¡Estaba rodeada de gente y de barullo! Entre la cantinela de la tele (un programa de sucesos, para ser más exactos), que habían puesto a todo volumen y nadie miraba, su hija adolescente con el móvil, la amiga de la hija, y todos los parientes, incluido un señor que se había dormido en el sofá con los pies en la cama y la camisa abierta, ¡el espectáculo que se me planteaba –yo que iba buscando tranquilidad y silencio– era dantesco! Unas diez personas diferentes entraban y salían de la habitación constantemente, con bolsas de patatas fritas y comentarios varios. El momento álgido fue cuando la pobre mujer se mareó (no me extraña, supongo que le faltaba el aire) y fue al baño un momento. ¡¡¡La familia, en lugar de salir y dejarla tranquila, se metió en el baño con ella!!!

Fue algo surrealista, que recuerdo con simpatía, porque al final resultó que la mujer era encantadora. Apagó la tele, consiguió que su familia se marchara y la dejara sola, y al día siguiente ya le habían dado el alta, con lo cual, me quedé sola en la habitación.

La mañana siguiente pasó rápida. Al poco de despertar me dieron un tranquilizante (otro protocolo… dicen que así la anestesia funciona mejor) y me llevaron por el hospital en silla de ruedas a hacerme varias pruebas. Estaba medio «colocada», como borrachilla, y de un humor excelente.

Del quirófano puedo decir poco porque en seguida te duermen. Pero la vuelta a la habitación sí que fue apoteósica. Ya estaba medio despierta, aunque como en una nube. La anestesia te deja feliz y atontada. En el brazo izquierdo me habían puesto la vía, con el suero y los medicamentos, y envolviéndome entera a la altura del pecho llevaba una venda blanca, dura y ceñida, que hacía las veces de un corsé. Del costado derecho, bajo la axila del lado en que me habían operado, salía un tubo que iba conectado a una botella de plástico. Es el denominado *redón*, un depósito que recoge el líquido linfático que se va drenando como consecuencia de la manipulación de los ganglios durante la operación. Cada día se va midiendo la cantidad recogida, hasta el momento en que apenas se produce líquido porque el cuerpo ha encontrado otras vías alternativas de drenaje. Entonces (eso suele ser entre cinco y diez días después de la operación) se retira.

Me trajeron de vuelta a la habitación desde el quirófano y me instalaron de nuevo en mi cama. Como mi compañera de habitación se había marchado y había dejado libre el lado de la ventana, se nos ocurrió moverme a su sitio para disfrutar de la luz. De todo esto se encargaba Josep, evidentemente. Yo me limitaba a escuchar con cara de iluminada, superagradecida a todo el mundo por ser tan majos. Y en cuanto me propusieron cambiarme a la ventana, y comenzaron a mover mi cama con las ruedas y todos los tubos colgando (porque en lugar de moverte tú, lo que mueven es toda la cama contigo encima, algo que a mí no se me había ocurrido, claro), me pareció tan complicada la maniobra que se me ocurrió decir: «Esperad, que ya os ayudo». ¡Y por poco me levanto! Lo encontraron muy gracioso. Reían a carcajadas, y yo no entendía nada. Mi propuesta me parecía tan natural… Ahora sí lo entiendo. E imaginarme la escena me hace sonreír. Si no me podía ni mover. Con todos los tubos que me colgaban y recién operada, ¿cómo podía ni siquiera pensar en la posibilidad de levantarme de la cama? Y más aún ponerme a empujar una cama, como si estuviera fresca como una lechuga. La anestesia me daba una sensación de felicidad y bienestar tal que me creía capaz de todo. ¡Y en realidad no habría podido ni mover un dedo!

El día después de la operación me quitaron el corsé y me limpiaron las heridas. En las cicatrices habían puesto los mismos puntos americanos que habían utilizado para cerrar la incisión del portacath.

Recibí el alta el domingo. Me fui a casa, con la botella del drenaje que salía de la cicatriz colgando de la axila y metida en una bolsita. Cada tres días volvía al hospital a que me hicieran las curas y el seguimiento. Medían el líquido acumulado en el redón y comprobaban que todo evolucionaba según lo esperado.

Tras la operación, me preocupaba perder la capacidad de movimiento en el brazo. Por eso desde el primer día comencé a ejercitarlo. Algunas personas no recuperan toda la movilidad, sobre todo porque no quieren mover el brazo mientras les duele la cicatriz, por si se abre la herida. Y en realidad, aunque resulte difícil de creer, una vez cerrada la incisión, es difícil que se abra si los movimientos son suaves. Por eso, lo ideal es hacer estiramientos cada día, forzando el brazo a subir un poco más, sin brusquedad. Es la única forma de recuperarnos al 100 por 100.

Respecto a la cicatriz, también hay maneras de suavizarla y de ayudarla a curar. En el capítulo de recetas se recogen indicaciones de cómo hacerlo.

La radioterapia

Es un tratamiento completamente diferente al de la quimioterapia. Consiste en exponer la zona del tumor a unas ondas, con la intención de destruir las células malignas que hubieran podido quedar. Es una radiación inteligente, es decir, que sabe discriminar entre las células, y se dirige a las potencialmente cancerígenas, aunque lo cierto es que parte del tejido sano resulta perjudicado.

Las sesiones de radioterapia son diarias. En mi caso fueron treinta y tres. Apenas duran cinco minutos, incluyendo el tiempo que tardas en desvestirte y el que necesitas para que te coloquen en la postura adecuada. Su brevedad no las convierte en radiaciones inocuas. Es un tratamiento agresivo. A algunas personas les genera cansancio, pero creo que en gran medida se debe al trajín que supone tener que desplazarse cada día al hospital.

A tener en cuenta

Es muy importante preparar la piel antes de comenzar la radioterapia, casi diría que es lo más importante, ya que durante más de un mes se verá sometida a una agresión diaria que no duele, no se nota, pero deja huella.

En farmacias y hospitales, normalmente recomiendan utilizar unas cremas de laboratorio elaboradas específicamente para el período de radioterapia, dos veces al día. Yo preferí evitar los productos químicos. Estudié las propiedades de los principios activos que componían estas cremas, y decidí crear una alternativa natural que aportara beneficios similares. La crema de laboratorio que utilicé como punto de partida para elaborar la mía contenía urea y vitamina E. No me resultaba tentadora la opción de utilizar la urea propia, un compuesto que se encuentra en nuestra orina, así que la reemplacé por otro producto con las mismas propiedades. Buscaba fundamentalmente reproducir su capacidad para retener la humedad natural de la piel. La vitamina E, por su parte, es regeneradora y antioxidante. Mi receta casera fue la siguiente.

- *Aceite de germen de trigo.* Es la fuente de vitamina E más abundante que existe en la naturaleza. Actúa como regenerador y antioxidante. Y es muy hidratante y nutritivo.
- *Aloe vera.* Como sustituto de la urea. Una de sus grandes propiedades es su gran poder humectante. Además es un poderoso bactericida, y un gran regenerador celular, y favorece la cicatrización si hay heridas. Se puede adquirir en forma de gel y al aplicarlo sobre la piel produce un efecto refrescante.

Ambos productos se pueden encontrar fácilmente en herboristerías y tiendas de productos naturales.

Dos semanas antes de comenzar la radio empecé a aplicarme el tratamiento. Varias veces al día mezclaba ambos productos en la mano y me los aplicaba generosamente en toda la zona a radiar. Me untaba de tal manera que dejaba la ropa interior y las sábanas impregnadas de aceites. Me compré sujetadores de algodón, sin aros, que tuve que renovar a menudo, es verdad, pero mereció la pena. Mi radióloga estaba admirada con el resultado hasta tal punto que me pidió la receta, porque la radio apenas me quemó los tejidos. Y eso que mi piel es muy sensible. Se llena de granitos en cuanto le toca el sol, y se quema fácilmente. Ahora, al cabo de un año, no existen diferencias entre la piel radiada y la que no lo está, cuando lo más frecuente es que la zona radiada adquiera una tonalidad más oscura.

El tratamiento de radioterapia y sus efectos secundarios

La verdad es que con todas las precauciones que tomé, apenas me enteré de la radioterapia. Resultó muy llevadera. Físicamente no me supuso ningún problema. El 9 de abril me operaron. La cicatrización y las curas duraron hasta principios de mayo. El día 28 de ese mismo mes empecé con las sesiones de radioterapia. Habían pasado seis semanas desde la última sesión de quimio. Comenzaba a encontrarme fuerte, y bien. Algo cansada, todavía, pero veía tantos «brotes verdes» que me animaban, tantos cambios positivos en mi cuerpo que hacían cada día mejor que el anterior, que la radioterapia fue apenas un trámite más del tratamiento. Lo cierto es que lo tuve muy fácil. No tardaba ni diez minutos en llegar con la moto desde casa al hospital; otros diez o quince de espera, la sesión en sí, y vuelta a casa. En una horita estaba hecho. Y eso que dicen de que pierdes el apetito, o estás muy cansada, o no tienes ganas de nada… no lo noté. Tal vez la gente que tenga que hacer muchos kilómetros para ir al hospital lo viva de otro modo, o las personas que sufren quemaduras… A mí no me pasó nada de eso. El tratamiento se mi hizo largo, pero muy llevadero.

Dicho esto, sería un error pensar que la radioterapia es un tratamiento suave o superficial. Así como los efectos de la quimio se notan al momento, hay efectos secundarios de la radioterapia que pueden tardar años en manifestarse, y que son irreversibles. Al margen de las quemaduras y úlceras en la piel, que son bastante frecuentes, puede ocurrir que la piel radiada adquiera un color oscuro diferente al resto de la piel de efecto permanente. Algunas personas se cansan mucho, y ese cansancio les puede durar meses. Otras sufren quemaduras en órganos internos como los pulmones, lo cual les provoca una merma en las capacidades respiratorias, y una tos seca que puede convertirse en crónica.

Por otra parte, la radioterapia actúa muchas veces sobre los ganglios, y favorece la aparición del linfedema. También puede quemar ciertas terminaciones nerviosas (en el caso del tumor de mama no es habitual, ya que no radian una zona con nervios) lo que con el paso de los años puede significar una pérdida de movilidad. No se me ocurriría nunca banalizar este tratamiento.

El tamoxifeno

Finalizada la quimioterapia, y en caso de que el tumor sea hormonodependiente (*véase* «Tipos y fases del tumor»), el «tratamiento contra el cáncer de mama» continúa con la ingesta de una píldora diaria, durante cinco años, cuyo principio activo es el tamoxifeno.

Te ofrecen el tamoxifeno como la píldora mágica que inhibe la producción de estrógenos. Si el tumor es hormonal, y por tanto, sensible a los estrógenos, según el razonamiento médico, al eliminar de forma artificial la producción de estrógenos de nuestro cuerpo, que son su fuente de alimentación, estaremos reduciendo las probabilidades de que se reproduzca un tumor en la mama. Por tanto, la solución que plantea el tamoxifeno es la de bloquear la producción de alimento para que el tumor no pueda aparecer y desarrollarse.

A estas alturas, no sé si es necesario aclarar que mi opción fue no tomármelo. Y estoy muy contenta de la decisión.

Por varias razones: la primera y fundamental, es que me cuesta enormemente creer que el tamoxifeno aporte más ventajas que inconvenientes. Creo que el tumor se produce por otros motivos, y eso es lo que hay que trabajar. Me resulta del todo antinatural privar al cuerpo de producir las hormonas que necesita, para evitar la proliferación de un tumor que, de partida, no sabemos si volvería a aparecer. Además, tomar tamoxifeno no es garantía de que no se vaya a sufrir una recaída. Simplemente reduce los porcentajes de riesgo.

A tener en cuenta

Un tratamiento con tamoxifeno tiene determinadas implicaciones que es importante conocer antes de lanzarse a ciegas a consumirlo.

La primera es que durante el tiempo que dura el tratamiento, entre dos y cinco años, no puedes tener hijos. Si añadimos un año más para desintoxicar el organismo antes de buscar un embarazo, los tiempos de los que hablamos son significativos.

La segunda se refiere a todos los efectos secundarios que provoca, y con los que tienes que convivir durante el tiempo que dura el proceso. Y son efectos que en muchos casos los propios médicos todavía desconocen.

La tercera es que continúas suministrándole al cuerpo componentes químicos que van en contra de su naturaleza.

El tamoxifeno y sus efectos secundarios

Mi oncólogo sabía desde el principio que no querría tomármelo. A medida que avanzábamos en el tratamiento de quimioterapia, ambos íbamos haciendo nuestro camino, descubriendo y comprendiendo al otro. Él veía que me cuestionaba cada paso que daba, y que se lo cuestionaba a él. Veía mi posicionamiento ante el tumor y ante la vida... Me veía venir. Además, ciertas situaciones que había presenciado en su entorno cercano, le hacían más permeable al tema de la maternidad.

Hizo su trabajo de manera impecable. Al acabar la quimio, cuando llegó el momento de presentarme la opción del tamoxifeno, traía los deberes hechos. Por medio de un programa de ordenador había calculado, en función de las estadísticas, las probabilidades que tenía tanto de sufrir una recaída como de morirme en los próximos diez años. Estas probabilidades analizaban los siguientes parámetros:

- Sólo operarse.
- Operarse y seguir el tratamiento de quimioterapia.
- Operarse y tomar tamoxifeno.

La gran sorpresa para mí fue que en mi caso, el tamoxifeno «garantizaba» un 6 por 100 más de posibilidades de seguir viva. Ya nos movíamos con unas probabilidades del 90 por 100 más o menos, después de todo lo que había hecho. Y este programa no incluía la radioterapia, que seguramente añade un 5 por 100.

Por eso lo valoré. Y por eso tomé la decisión de no tomarlo. No me merecía la pena... Además, contaba con el apoyo y la tranquilidad que me daban todas las terapias alternativas que he ido siguiendo, y que supusieron una ayuda importante en mi recuperación.

Por supuesto, cada persona es libre de decidir qué prefiere, es más, todos tenemos la responsabilidad de hacerlo. Los números, las estadísticas, incluso las experiencias que te puedan contar, no aportan gran cosa. Yo veo mi decisión con mucha claridad porque es lo que siento, lo que el cuerpo me pide hacer. Ya no es tanto el deseo de tener hijos como el deseo de dejar que mi organismo encuentre su equilibrio, proporcionándole aquello que considero que lo ayuda de forma natural, remando siempre en su misma dirección, en lugar de actuar modificando los procesos biológicos naturales.

Cuando nuestro cuerpo deja de producir estrógenos, se producen en nuestro organismo toda una serie de cambios que generan unos efectos secundarios en muchos casos parecidos a los de la menopausia (sofocos, sequedad vaginal, reglas irregulares…).

Respecto a los efectos secundarios que provoca el tamoxifeno en sí, éstos son amplios.

- En primer lugar, puede generar trombosis, es decir, coágulos en las venas que pueden causar obturaciones con riesgos variados. Ésa es una de las causas del infarto de miocardio.
- Además, aumenta las probabilidades de padecer cáncer de útero.
- También puede provocar un cansancio excesivo, problemas de concentración, desmayos, lipotimias…
- En algunos casos puede aparecer una intolerancia que genere problemas en las articulaciones, con hinchazón, dolor, etc.
- Por otra parte, el tamoxifeno es incompatible con un embarazo.

Conozco a varias mujeres que lo han tomado. Todas ellas me han descrito alguno de los efectos adversos que se citan en la lista, y son de tal intensidad que en algunos casos han abandonado el tratamiento. Una de estas personas tiene un cuadro depresivo, debido a que sus deseos de ser madre se han visto truncados a causa del tamoxifeno.

Muchos de estos efectos secundarios no están siquiera documentados y suponen una sorpresa para los médicos. Hablo de lo que he visto en mi entorno cercano, casos de amigas, etc. No quiero ni imaginarme lo que les puede estar ocurriendo a otras personas que ni siquiera conozco.

Aún hay muchas lagunas en el campo del tratamiento hormonal y su relación con los tumores. Diferentes médicos defienden posturas contradictorias. Unos te recetan tamoxifeno durante cinco años para inhibir la producción de hormonas, y otros te animan a quedarte embarazada como antídoto natural ante las recidivas. Por tanto, la medicina occidental no tiene todas las respuestas, y creo que a veces es mejor no actuar y dar una oportunidad a la propia naturaleza para que pueda encontrar sus soluciones antes de recurrir a soluciones químicas y externas. Esto puede requerir algo de tiempo y confianza.

En el capítulo siguiente veremos algunas alternativas.

Capítulo Cinco

LAS MEDICINAS Y TERAPIAS ALTERNATIVAS Y COMPLEMENTARIAS

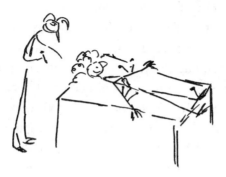

Terapias curativas

Medicina tradicional china

Así como no he entrado a juzgar otros tratamientos y clasificarlos como buenos o malos, en este caso querría también limitarme únicamente a exponer la experiencia que he vivido como beneficiaria de la MTC, y compartir parte de la información de que dispongo. Es difícil ser neutral cuando algo le funciona bien a uno, y en mi caso el contacto con la MTC me ha ayudado no sólo a recuperar la salud, sino que además me ha abierto un nuevo camino de exploración y experimentación en todos los campos de la vida.

Cuando descubrieron mi bulto, en agosto del 2009, tuve la suerte de encontrar un maestro chino con el que comencé a visitarme antes de iniciar el tratamiento convencional. Recuerdo perfectamente cómo, tras unas preguntas generales y después de mirarme la lengua, una mano y los ojos, me tumbó en una camilla y se quedó en silencio, percibiendo, pensando. Su tratamiento para solucionar el problema consistió desde el primer momento en colocarme hierbas, raíces y algunas agujas de acupuntura estratégicamente, en distintos puntos del cuerpo. Durante el año en que fui su paciente, sus herramientas de trabajo fueron la fitoterapia (el empleo de plantas y hierbas medicinales), la acupuntura (el empleo de agujas muy finas para modificar la energía de nuestro cuerpo), y en menor medida, la dieta. A veces cambiaba el punto en el que pinchaba, en función de cómo me viera. Si tenía nauseas se centraba en disminuir su efecto, si estaba cansada me ayudaba a recuperar mi energía. Todo, mientras a su vez trabajaba para reequilibrarme energéticamente y que no se me volviera a reproducir el tumor.[4]

El diagnóstico del maestro Jin fue un soplo de aire en unos momentos en que todo a mi alrededor me pesaba. Primero me dijo: «No te preocupes». Y añadió que efectivamente tenía un tumor maligno que había que tratar, pero que el primer órgano que había que curar era el cerebro (Jin le llamaba mi «jefe»). Imaginad mi sorpresa. Le acababa de conocer, y con ese castellano medio roto que habla, ¡al principio entendí que tenía cáncer en el cerebro! Por fin comprendí lo que me decía. Mi problema se había originado en el cerebro, porque mi «jefe» había sufrido un desequilibrio y enviaba las órdenes equivocadas al resto de mi cuerpo. Según el maestro Jin, el proceso de curación comenzaba por curar al «jefe», para, a partir de ahí, conseguir que el crecimiento del bulto se frenase y comenzase a disminuir.

Me dijo… «Tú, antes, muchos años enfadada, ¿no?». Cómo se lo podía negar. No era enfado exactamente, pero sí que había vivido durante años una etapa de búsqueda que me mantenía a disgusto conmigo misma, y carente de autoestima. Trabajaba a destajo, sin prestar atención a mis propias necesidades. No me daba a mí misma el cariño que daba a los demás, y me olvidé de cuidarme. Él lo vio claramente. Su sensibilidad extrema, sus conocimientos de una cultura y de unos códigos que a nosotros aún se nos escapan, le permitían leer en mí con una facilidad extraordinaria, simplemente a partir de mi nivel energético, al que él accedía con sólo mirarme. En este caso, pudo percibir todo eso porque mi hígado enviaba

---

4. Ya hemos visto en el capítulo 1 que la MTC entiende un tumor como la respuesta del organismo ante un desajuste energético. Para sanar el tumor desde su raíz, es necesario recuperar nuestro equilibrio energético.

señales de desgaste y de desequilibrio. La MTC explica cómo el hígado es un órgano extremadamente sensible a nuestras emociones. Sufre cuando vivimos situaciones de estrés, enfado o rabia, las cuales acaban provocando un funcionamiento deficiente del propio órgano. Así se explica cómo a la larga, lo que comienza como un mero desequilibrio energético provocado por causas emocionales puede desembocar en enfermedades más serias.

También fue este gran maestro el primero en establecer una relación entre mi bulto, mi estado de ánimo y otros desajustes de mi cuerpo (una disfunción en la glándula tiroidea, o los miomas que tenía en el útero). El resto de médicos occidentales nunca establecieron tales relaciones a pesar de mis preguntas insistentes al respecto. Y ésta es la gran diferencia entre las medicinas denominadas integrales, u holísticas, y la medicina occidental. La medicina integral ve al ser humano como un todo, en el que todas las disfunciones del organismo dan pistas acerca de lo que puede estar pasando. La medicina occidental se centra en cada una de las pistas por separado y actúa sobre ella, sin relacionarlas con otras, a no ser que resulten muy evidentes.

Lo que he relatado es lo que yo entiendo acerca del diagnóstico del maestro Jin, aunque soy consciente de que no alcanzo a comprender la esencia de la medicina que ejerce. La MTC utiliza unos códigos muy diferentes a los nuestros. No es sólo el idioma, es la cultura, las prioridades, la manera de entender el mundo, el planeta y su interrelación con nosotros lo que varía. Es incluso la manera de entender la vida. La gran suerte con la que contamos es que para que la MTC funcione, no hace falta entenderla. Basta con acudir a un buen profesional.

Ese primer día de visita, salí de la consulta del maestro Jin ligera, flotando. Continué el tratamiento durante meses. Durante todo el proceso, él me acompañó y compartió en silencio mis miedos, mis debilidades y flaquezas, mis efectos secundarios. Y su frase, cada día, era: «No te preocupes». Y… «Cada día estás más fuerte. Tu energía está muy bien».

Pude comprobar que el estado de felicidad que me invadía tras su acupuntura no era casual, y no se producía únicamente por sus palabras. Él tocaba más allá, era capaz de incidir sobre mis emociones, y reajustar mi energía. Conseguía que convirtiera lo que antes de tumbarme en su camilla era negro y tremendista, en una situación por la que me tocaba pasar, y que era capaz de encarar con fuerza y optimismo.

El maestro Jin ha logrado hacer de mí una persona mucho más feliz, más en contacto conmigo misma, más segura y confiada, y mucho más fuerte. No lo hemos hablado nunca. No creo que haga falta. Sólo con mirarme percibe mi energía y eso le trasmite mucho más que todas las palabras del mundo.

A partir de esta experiencia, me quedaría con dos ideas claves:

➤ La primera consiste en que *no hay una receta milagrosa que nos llegue desde el exterior y que vaya a resolver nuestros problemas*, ya sea un tumor, una depresión o una bancarrota. Los milagros ocurren dentro de nosotros, que somos la clave para que se produzca el cambio.

➤ La segunda clave está en que *hagas lo que hagas, es fundamental que confíes en ello, que te lo creas, aunque no lo comprendas*. Una aguja de acupuntura no conseguirá nada si tú no pones de tu parte, igual que no lo hará ni la quimioterapia más potente. Nuestro cerebro es tan fuerte que puede bloquear el desarrollo de la enfermedad, o los efectos del medicamento. Por eso es tan importante que nuestra mente y nuestros actos sigan el mismo camino, y no direcciones opuestas. Porque la mejor manera de asegurarnos el éxito del tratamiento que elijamos es ponerlo todo, tanto la pura acción como la energía de nuestro pensamiento.

Homotoxicología

No todas las terapias alternativas son ciencias milenarias. Existe una nueva manera de entender la medicina, a caballo entre la medicina occidental y la homeopatía, llamada homotoxicología. Es una escuela que utiliza medicamentos naturales de última generación que aportan al organismo lo que necesita para sanarse.

Así como la MTC se centra en el individuo como conjunto, la homotoxicología, al igual que la medicina occidental, estudia la célula para comprender qué está ocurriendo.

A partir de ahí, busca maneras de modificar el comportamiento de esas células malignas y de limpiar el organismo. Trabaja con extractos de plantas sintetizados, con potentes antioxidantes, y con otros principios naturales que se administran al enfermo. Según la homotoxicología, la enfermedad se produce fundamentalmente porque las células del paciente sufren un alto nivel de toxicidad (puede estar generada por la falta de oxígeno, por un exceso de acidez en la sangre…). El propio paciente no es capaz de eliminar esas toxinas por sí mismo, se van acumulando y acaban manifestándose en forma de enfermedad. A veces nuestro cuerpo no es capaz de producir algunas sustancias que nos ayudarían a eliminar esas toxinas, y es entonces cuando la homotoxicología se las suministra por vía externa. Así, la homotoxicología desintoxica nuestros órganos a nivel celular, refuerza nuestro sistema inmunitario y devuelve a nuestro cuerpo todo lo que necesita para que él mismo pueda curarse. Por tanto es nuestro organismo el responsable de la curación.

Existen datos documentados de curaciones espectaculares. Personas con metástasis en el cerebro, con tipos diferentes de cáncer o de otras afecciones, han recuperado la salud. Cada vez son más las voces que defienden y apoyan esta medicina no invasiva, que no tiene efectos secundarios y funciona. Muchos oncólogos y médicos especialistas de diferentes ramas de la medicina comienzan a informarse y servirse de esta nueva rama médica.

Yo descubrí la homotoxicología al finalizar la quimioterapia. Me acababan de operar, y ya me sentía fuerte como para comenzar algo nuevo. En principio creía que la homotoxicología servía únicamente para limpiar los restos químicos de mis tratamientos convencionales anteriores, y me ayudaría a recuperarme más rápidamente. Ahora me doy cuenta de que mi visión era limitada. Tras la primera entrevista con el doctor comprendí su alcance y sus enormes posibilidades. La homotoxicología es realmente una alternativa a la quimioterapia, y a la radioterapia. Mi opción fue compaginar todos los tratamientos. Y la homotoxicología me proporcionó la seguridad de estar poniéndolo todo de mi parte para ayudar a mi cuerpo a recobrar la salud. No sólo la que había perdido como consecuencia de los tratamientos de quimio y radio. También el equilibrio que me faltaba y que había tenido como consecuencia el origen del tumor.

Además de la MTC, emprendía un camino nuevo en busca de la curación. Un camino natural que se centraba, una vez más, en la raíz del problema, y lo atajaba desde allí, utilizando los conocimientos que la ciencia había desarrollado hasta ese momento. La manera de trabajar seguía siendo la búsqueda del equilibrio natural del cuerpo para recuperar la salud, esta vez reflejado a nivel celular.

El médico homotoxicólogo me hizo varios estudios. Por medio de unos electrodos escuchó las respuestas de mis vísceras, para comprobar su estado. También me miró el iris, la piel, la lengua, todo el cuerpo. Palpó mi vientre y, como el maestro Jin, me dijo que el problema de mi tumor se había generado en el útero, aunque allí las células problemáticas nunca habían sido lo suficientemente fuertes como para extenderse. Una de ellas, aprovechando un momento de debilidad, en que mi cuerpo había bajado la guardia y mis defensas no fueron capaces de neutralizarla (¿tiene o no tiene lógica creer en el impacto del embarazo y la pérdida del bebé como una de las causas de mi bulto?), se instaló en la mama, donde pudo crecer.

Ambos médicos incidieron en la importancia del conjunto que componen la tiroides, la mama y el útero, y de su interrelación. Así como mi oncólogo nunca dio importancia a mi hipotiroidismo (un mal funcionamiento de la glándula tiroidea) y a mis miomas en los ovarios (pequeños quistes benignos), tanto el maestro Jin como el médico homotoxicólogo lo consideraron fundamental, y dedicaron mucha energía a limpiar la tiroides.

Es difícil describir el tratamiento homotoxicológico, porque así como la MTC trabaja fundamentalmente con acupuntura y fitoterapia (hierbas, plantas y raíces), la homotoxicología se sirve de productos de muchos tipos y formatos. De hecho, conozco a varias personas que han visitado a mi médico por un bulto en la mama y los tratamientos que nos ha prescrito son diferentes. Suelen ser largos, de varios meses, durante los cuales consumes grandes cantidades de productos naturales, suplementos nutricionales, complementos homeopáticos, y en los que recibes además inyecciones semanales de aquellas sustancias que tu cuerpo necesita, así como de vitamina C, un potente antioxidante y regenerador que ayuda a las células sanas a multiplicarse para recuperar la salud cuanto antes. Y además todo ello refuerza el sistema inmunitario.

La homotoxicología es una opción occidental no agresiva, basada en estudios científicos, y apoyada por resultados documentados obtenidos con pacientes. Aún no es muy conocida porque es muy nueva, pero todo apunta a que será un método de actuación y de ataque cada vez más utilizado.

Terapias paliativas

Además de las grandes opciones terapéuticas, como la MTC y la homotoxicología, que en sí mismas ofrecen alternativas a los tratamientos convencionales, existen otras terapias que ayudan a maximizar los efectos de la quimio, por ejemplo, y a paliar los efectos secundarios provocados por ella.

La ozonoterapia

La ozonoterapia utiliza el ozono médico como herramienta de trabajo.

El ozono es una variedad de oxígeno, que se forma en las capas altas de la atmósfera. El que se emplea con fines terapéuticos no es un ozono puro, sino que se combina con oxígeno en unas dosis que se deciden en función del tipo de tratamiento. Se lo denomina ozono médico.

La aparición y desarrollo de las células tumorales están relacionados con la falta de oxígeno en el organismo. Una de las mejores maneras de luchar contra ellos es crear un entorno oxigenado, en el cual no pueden vivir ni reproducirse.

Entre las propiedades del ozono destaca su capacidad oxigenadora. Al suministrar ozono a nuestro cuerpo, nuestra sangre es capaz de absorber más oxígeno, que trasporta mejor a nuestras células. Como consecuencia de su aplicación, se genera un entorno en nuestro organismo en el que las células tumorales tienen más dificultades para reproducirse y para sobrevivir. Por otra parte, cuando el cuerpo recibe una sangre más oxigenada, funciona mejor. Es decir, que nuestras células trasportan mejor los nutrientes que necesitan y son capaces de hacer su trabajo con más facilidad. Este mejor funcionamiento permitirá una recuperación más rápida en procesos de cansancio o enfermedad, ya que se facilita la regeneración de tejidos, aumenta nuestra capacidad inmunológica y además el organismo tendrá una mayor capacidad de producir antiinflamatorios naturales. Por tanto, por medio de un producto natural e inocuo como es el ozono, estamos ayudando a nuestro organismo a trabajar mejor.

Otra de las propiedades a destacar del ozono médico es su efecto antioxidante. Es una gran herramienta para contrarrestar el estrés oxidativo, generado por causas múltiples como son la ansiedad, los malos hábitos alimenticios, la radiación, etc. El estrés oxidativo aparece cuando nuestro sistema no es capaz de eliminar todas las toxinas oxidantes que genera. Su presencia en el organismo se relaciona directamente con el envejecimiento y con enfermedades como la diabetes, el cáncer y el alzhéimer.

Ya hemos dicho alguna vez, recordando a Still, padre de la osteopatía, al que ya hemos citado en el capítulo 2, que el cuerpo es la mejor farmacia del mundo. Por tanto, si facilitamos la llegada de la sangre a todo nuestro organismo, y si además esa sangre está más oxigenada, conseguiremos estimular a nuestra gran farmacia, que enviará la mejor solución a cada punto de nuestro organismo.

Por todo ello, la ozonoterapia intensifica el efecto de la quimioterapia sobre el tumor a tratar, porque tanto la medicación externa como nuestras propias herramientas de defensa y curación llegan mejor a la zona afectada. El ozono multiplica la efectividad de los tratamientos convencionales, y además consigue que uno se sienta mejor, gracias a ese efecto revitalizante que proporciona.

Hay varias maneras de administrar el ozono. Una de ellas es mediante el llamado «auto-sanguis». El médico que realiza el tratamiento te extrae primero un poco de sangre. Acto seguido, una máquina la mezcla con el ozono allí mismo. El paso siguiente es inyectarte de nuevo tu propia sangre, una vez tratada. La absorción es inmediata.

En mi caso, tanto el terapeuta como yo estuvimos de acuerdo en que ya me pinchaban demasiado con el resto de tratamientos. Entre los análisis, la quimio, la inyección previa para evitar la caída de las defensas, y no sé cuántas cosas más, no había semana que no pasara por ello. Así que optamos por otra opción, que es la administración del ozono por vía rectal. Dos veces por semana iba a la consulta y en diez minutos estaba hecho. Es una sensación extraña, acerca de la cual suele dar reparo hablar. Se sirven de una cánula para hacer llegar el ozono desde el ano a los intestinos. No duele, es, simplemente, diferente. A veces provoca la necesidad inmediata de ir al baño. Y si es así no pasa nada, no se pierde el efecto ni se vuelve a expulsar el ozono, ya que nuestro recto lo absorbe a la misma velocidad que respiramos.

Ya sea gracias al ozono, a la MTC, o a ambas cosas, mi oncólogo estaba asombrado con la reducción que mi tumor había ido experimentando desde el comienzo de la quimio. Al ser poco agresivo y de crecimiento lento, también cabía esperar una reducción lenta o poco significativa. Se redujo prácticamente en un 90 por 100, algo que iba mucho más allá de los cálculos y predicciones realizados.

La terapia neural

La terapia neural se utiliza en el tratamiento de cicatrices, para ayudar a restablecer la comunicación nerviosa entre los tejidos cortados por una incisión, causada tanto por una herida profunda como por una intervención quirúrgica.

Cuando nos hacemos una brecha, o se realiza una operación abierta, el corte en la piel lleva consigo también el de venas, capilares, y también el de nervios. Muchos de nuestros tejidos se regeneran rápidamente, y la herida se va cerrando. Pero la piel no se recupera nunca del todo. El tejido de la cicatriz es diferente, menos flexible y más sensible (por eso es importante proteger siempre las cicatrices de las quemaduras, e hidratarlas más que el resto de la piel, sobre todo cuando todavía es reciente).

Además de esa regeneración de tejidos que en su parte más superficial se puede apreciar a simple vista, hay otros que no se regeneran tan rápidamente. Seguramente todos hemos notado en algún momento un entumecimiento o falta de sensibilidad en el tejido que rodea una herida. Se debe a que se han cortado las comunicaciones nerviosas y por tanto no son capaces de trasmitir lo que perciben. Lamentablemente, la capacidad de regeneración de los nervios no es tan grande como la de otros tejidos. Con el tiempo, podemos ir recuperando las sensaciones, pero es un proceso largo.

La terapia neural es un tratamiento de acción directa sobre las cicatrices. Se sirve de un compuesto llamado procaína, que se va inyectando directamente en cantidades pequeñas en muchos puntos a lo largo de la línea de la cicatriz. La procaína se produce en laboratorio, y se utiliza fundamentalmente como anestésico, aunque en el caso de la terapia neural se recurre a ella por su capacidad de generar puentes entre los nervios. Es decir, que una vez que se ha producido un corte en los nervios, la procaína permite establecer «puentes» entre los nervios rotos, de tal manera que puedan volver a trasmitir información. La procaína no supone una regeneración de los tejidos, sino la creación de una nueva vía de comunicación que unirá los dos extremos que una vez se separaron para que los impulsos puedan circular de nuevo.

He tardado en conocer esta terapia, y me resulta sorprendente que no se hable más de ella, incluso dentro de los hospitales. Algo tan sencillo como tratar mi cicatriz inyectando en ella una sola vez un producto anestésico, me ha ayudado a recuperar parte de la sensibilidad en la axila y en la parte superior del brazo. Se puede utilizar con todo tipo de cicatrices, y desde mi punto de vista, es muy recomendable.

El movimiento corporal como terapia

Hasta ahora hemos hablado de terapias fundamentalmente estáticas, en las que el paciente «se deja hacer», participando con su disciplina, su fuerza y su buena actitud frente al tratamiento, consciente de la importancia de creer en lo que hace y en sí mismo para que la terapia funcione.

Pero, además, para que todo nuestro organismo funcione es fundamental mantenerse activo. Y está en nuestra mano conseguirlo. Todo lo que implique mantener nuestro cuerpo en movimiento es bienvenido. Salir a la calle, caminar, relacionarse con otras personas, es importante.

Pasear

Durante mi tratamiento, nos escapábamos a menudo los fines de semana a la montaña. Era invierno, época de esquí. Pero a mí se me hacía demasiado cuesta arriba cargar con el material, ponerme esa ropa tan pesada... Así que la rutina que acabamos estableciendo, y que surgió de forma muy natural, consistió en que Josep se fuera a esquiar por las mañanas mientras yo me quedaba en casa haciendo un puzle, meditación, leyendo un libro, o, simplemente, no haciendo nada. Cuando Josep acababa, me llamaba, y yo salía a pasear bien abrigada, desde la casa en la que estábamos, siguiendo la carretera por la que él vendría. Normalmente nos encontrábamos al cabo de cuarenta minutos o una hora. Eran unos cuatro kilómetros cuesta abajo los que yo caminaba. Y saber que él vendría a mi encuentro, hacía el paseo mucho más agradable, pues sabía que no tenía que reservar fuerzas para la vuelta.

El contacto con la naturaleza me cargaba las pilas, y volver a casa consciente de que había dado un buen paseo me resultaba enormemente gratificante porque, aunque me sentía cansada, me demostraba a mí misma que seguía bien activa, disfrutando de las pequeñas cosas que te ofrece la vida, y que mi cuerpo seguía respondiendo.

Por eso es muy importante seguir moviéndose, por mucho que una esté cansada.

Deportes acuáticos

Hay personas que están muy contentas con la práctica del *aquagym* porque facilita un movimiento muy suave. Son ejercicios aeróbicos dentro de una piscina, al ritmo de la música. También la *natación* es una buena opción para estimular y despertar el cuerpo, sin llegar a agotarse.

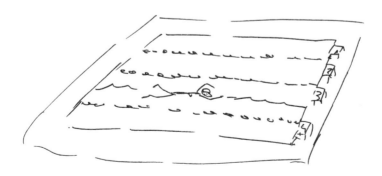

El *yoga* también es una gran herramienta. Es una disciplina de trabajo físico y mental. Moviliza la energía y te proporciona paz y equilibrio. Hay muchos tipos de yoga, y a veces no resulta fácil escoger entre uno u otro. Mi propuesta es, independientemente del nombre que tenga (kundalini yoga, yoga integral, sivananda, hatha yoga, yoga ten-tchi, yoga dinámico, yoga vinyasa), buscar un tipo de yoga en el que se realicen ejercicios suaves, técnicas de respiración, y meditación. En momentos como el que atravesamos no hace falta realizar posturas demasiado complicadas, ni mantenerlas durante mucho tiempo. En cambio, sí es importante tranquilizar la mente, y la respiración y la meditación son fundamentales para conseguirlo. Las visualizaciones positivas nos ayudarán a vernos más cerca del final, a disfrutar un poquito del proceso y tener presente que su final es la recuperación total.

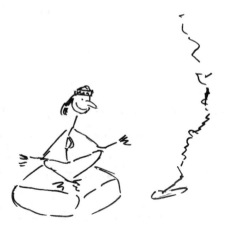

Dentro del conjunto de técnicas orientales hay más opciones. Una de ellas es el *chi kung*. Es una práctica utilizada en China desde hace miles de años, para mantener y mejorar la salud. Está íntimamente ligada a la MTC, que considera el chi kung uno de sus tratamientos preventivos fundamentales. A través de series de ejercicios, o de posturas estáticas, se trabaja la energía vital, reforzándola, reequilibrándola, deshaciendo bloqueos, etc.

El *taichi* es un arte marcial chino suave en el que se busca la paz y el equilibrio a través de ejercicios relajados y armónicos.

La posturología global

Un par de meses antes de saber que tenía un bulto en la mama derecha, y que me esperaba un año complicado, había llegado a un acuerdo con una gran mujer y mejor persona, para acercar a las empresas la *posturología global*.

Alicia es la directora del centro de salud al que iba a hacer diferentes actividades de trabajo corporal, desde yoga, hasta danza africana, pilates, o su posturología global.

Un día de verano, estábamos un grupito de alumnas charlando entre clase y clase mientras hacíamos estiramientos. Alicia estaba por allí, participando en la conversación y ayudándonos con los ejercicios. Por alguna razón, la conversación se encaminó hacia el trabajo de Alicia, y su deseo de hacer llegar a las empresas lo que hacía en su centro. A mí me pareció una idea excelente. Veía que había mucho potencial en su trabajo, y una gran necesidad de acercar al mundo de la empresa la conciencia corporal. Así que allí mismo se nos ocurrió poner en práctica la idea, y comenzamos a caminar de la mano en un nuevo proyecto cuyo objetivo era introducir en escuelas de formación, empresas y colectivos empresariales el interés por el cuerpo como parte integrante y fundamental del individuo.

En este libro hemos ido viendo de múltiples maneras y a través de diferentes enfoques que todo pasa por el cuerpo: las emociones, el estrés, las preocupaciones, las experiencias vitales. La *posturología global* parte *de esta premisa* y va más allá. Nos ofrece herramientas para aprender a gestionar nuestra salud. Partimos del conocimiento de nuestro propio cuerpo. Por eso todas las clases de posturología global integran explicaciones detalladas relacionadas con lo que se está haciendo en cada momento. Cuando conocemos nuestro cuerpo, comenzamos a comprenderlo. A partir de ahí, y por medio de ejercicios específicos muy variados (unos centrados en el movimiento físico, otros en el energético, otros en técnicas osteopáticas), nuestro objetivo es reconocer lo que ocurre en nuestro cuerpo y actuar sobre la causa del problema, para poder así encontrar el equilibrio. La posturología global es una terapia dirigida a cuidar el cuerpo sin necesidad de recurrir a soluciones externas, ya sean medicamentos, operaciones o prótesis. La clave para solucionar un problema físico es comprender qué está pasando. Desde ese momento, nos centraremos en recuperar la libertad de movimiento, y en que cada parte de nuestro cuerpo recobre su espacio y su ritmo natural. El fin último de la posturología global es que cada uno de nosotros seamos responsables de nuestra salud.

Cuando dos semanas después de mi reunión con Alicia fui a verla de nuevo con mi diagnóstico, mi idea era dejar para más adelante nuestro proyecto común. No sabía a qué atenerme una vez comenzara la quimio, y no creía que pudiera dar lo mejor de mí en mi trabajo bajo los efectos farmacológicos. Para poner en marcha un nuevo proyecto hace falta, además de pasión y confianza, mucha energía, que a mí podía faltarme durante los meses que se avecinaban.

Pero Alicia supo ver más allá. Es una persona respetuosa, pero no oculta su opinión. Te dice las cosas con suavidad y cariño, para que puedas elegir teniendo toda la información. Me habló de Hamer, me dio el teléfono del maestro Jin, y me ayudó a dirigir hacia mi tumor una mirada diferente. Así que gracias al tumor, conseguí encontrar a los profesionales de la medicina integral que tantos años llevaba buscando y entrar en contacto con un grupo de personas que vivían según sus principios. Seguramente, si hubiera estado en mi lugar, Alicia habría optado por un tratamiento diferente al que yo elegí, pero mis argumentos la ayudaron a comprender mis razones.

Durante los meses que siguieron a esa primera conversación, lejos de dejar a un lado nuestra idea, Alicia y yo trabajamos juntas, salimos a cenar, reímos, lloramos, nos apoyamos la una a la otra y fuimos profundizando en un proyecto precioso que hoy sigue en pie.

La *posturología global* vino a formar parte de mi vida sin esperarlo. Me vi inmersa de repente en un mundo nuevo que me abría sus puertas. Por un lado, me empapaba de su método, durante las largas conversaciones con Alicia que acababan convirtiéndose en artículos o contenidos para nuestra página web. Y, por otro lado, ponía en práctica lo aprendido, cuando iba a sus clases, o en mi día a día, en mis meditaciones, en mi relación conmigo misma y con los demás.

Dicen que nada sucede por casualidad. Cuando estás en un momento de búsqueda vas dando con las respuestas a tus preguntas. En este caso también fue así. Me encontré con la posturología global y con Alicia, y nuestras trayectorias resultaron ser convergentes. Pusimos encima de la mesa nuestras mochilas y nos ofrecimos nuestros pequeños tesoros para ir mejorando juntas. Mi proceso y evolución desde la aparición del tumor no habría sido el mismo si este encuentro no hubiera ocurrido nunca, porque en las clases, las conversaciones, las visitas al centro, cargaba pilas de nuevo, y me afianzaba en esta forma de ver la vida. En la responsabilidad que tenemos sobre nosotros mismos y sobre la enfermedad, y también en nuestra enorme capacidad para conseguir aquello que nos propongamos, porque el secreto está siempre dentro de nosotros.

Otras terapias

Hay muchas otras terapias que nos pueden ayudar. A continuación recojo algunas que no he llegado a probar personalmente. Como las anteriores, son herramientas que están a nuestro servicio en momentos difíciles como éstos. Pueden proporcionarnos tranquilidad y calma frente a la ansiedad y el desgaste que provoca la situación, favorecer nuestro proceso de sanación, y ayudarnos en el día a día.

Biomagnetismo

Al igual que la MTC, esta terapia entiende que nuestro cuerpo se encuentra sano y en equilibrio cuando la energía fluye por él con normalidad. La enfermedad aparece cuando determinados puntos se ven alterados.

Una vez realizado el diagnóstico y un estudio para identificar los puntos de nuestro cuerpo que sufren la distorsión, la terapia en sí consiste en la aplicación de imanes en puntos específicos del cuerpo para reequilibrarlo. Al modificar nuestro campo energético se modifica también nuestro pH. El biomagnetismo tratará de restablecer el pH alcalino del organismo, en el cual las células tumorales no sobreviven, y así desparece la enfermedad.

Shiatsu

El shiatsu es una terapia tradicional de origen japonés que trabaja el organismo a nivel energético, y tiene como base de conocimiento los conceptos de la MTC. El terapeuta aplica cierta presión sobre puntos específicos de nuestro cuerpo, con la intención de eliminar los bloqueos energéticos. Al desbloquear nuestros meridianos y abrir de nuevo nuestros canales, la energía fluye, lo cual asegura el equilibrio de nuestro organismo y la salud.

El shiatsu trabaja sobre los mismos puntos que la acupuntura, e incorpora movimientos y estiramientos corporales que permiten acceder a niveles profundos.

Reiki

Se trata de una técnica milenaria, rescatada en 1920 por un monje japonés. Como muchas de las descritas hasta ahora, trabaja a nivel energético. En ella, el terapeuta, por medio de la imposición de manos, canaliza la energía, y ayuda al organismo a recuperar su equilibrio.

Psicoterapia

En algunos casos, éste es el momento ideal para comenzar un tratamiento psicológico, por varios motivos: el primero es que disponemos de más tiempo para conectar con nosotras mismas. Gracias a ello, podemos acceder más fácilmente a nuestras emociones y sentimientos, y revisarlos. Y si además creemos, como creo yo, que la aparición del tumor y otras enfermedades tienen causas psicológicas inconscientes muy profundas y arraigadas, un tratamiento psicológico nos ayudará a descubrir y a trabajar sobre la clave del problema. Una terapia, sea del tipo que sea (también aquí hay múltiples opciones, como son la terapia junguiana, freudiana, lacaniana, la conductista, la gestáltica) siempre nos ayudará a conocernos mejor y a crecer. No es ni tiempo ni dinero perdido. Eso sí, es importante recordar que en estos momentos y con todas estas herramientas estamos buscando nuestro bienestar y que la experiencia del tumor sea más fácil. Si alguna de las decisiones y terapias alternativas que sigamos en paralelo nos encamina a un pozo negro, es mejor dejarla a un lado por el momento.

Capítulo Seis

LA IMPORTANCIA
DE LA NUTRICIÓN

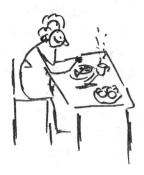

Así como he dedicado un capítulo entero a las terapias convencionales y otro más a las terapias complementarias o alternativas, he considerado que la nutrición se merece también un capítulo propio y exclusivo, dada su importancia y su impacto en nuestra salud.

Existen infinidad de libros que abordan el tema de la alimentación como fuente de toxinas o de remedios curativos. También en torno a esta cuestión se han creado infinitas escuelas y opciones.

Cada vez que iba a visitar al maestro Jin, él me daba unas pautas sobre lo que debía comer y lo que debía evitar. Y yo las seguía, cómo no. Lo cierto es que si sumábamos sus recomendaciones a las de mi nutricionista, la variedad de mis menús era más bien limitada. Pero no me importaba demasiado. Sabía que era algo temporal.

Por un lado, es muy importante tener en cuenta la alimentación antes y durante el tratamiento, y por otro lado es posible entrar a hablar de la nutrición y de los cambios de hábitos, una vez se comprende su impacto sobre el organismo y su capacidad para favorecer tanto la curación como el desarrollo de enfermedades.

Desde el momento en que uno decide a enfrentarse al tumor, sea con el tratamiento que sea, se ponen en marcha unos mecanismos que provocarán cambios en el cuerpo. Y no me refiero únicamente a tratamientos como la quimio o la radio, también otras terapias naturales que encaran esta situación se inician con un tratamiento que busca la eliminación de toxinas del organismo, y eso también propicia cambios.

Si nos centramos en los tratamientos convencionales, tanto la quimio como la radio, e incluso la cirugía, supondrán para nuestro cuerpo una agresión externa muy intensa. Obviamente su finalidad es destruir el tumor, pero provocan un fuerte impacto en el organismo, unas consecuencias colaterales que podemos y debemos tratar de minimizar. Nuestras células y nuestros órganos vitales sufren y se desgastan, se debilitan, debido por un lado a las características propias de los medicamentos, que destruyen células sanas; y por otro, al enorme esfuerzo que les supone a estos órganos filtrar tantos fármacos y sobreponerse al tratamiento. A través de la nutrición podemos ponerle mucho más fácil a nuestro organismo su acceso a los nutrientes que necesita, en lugar de darle más trabajo. De este modo, consumirá menos energía, el desgaste será menor, nos encontraremos mejor durante todo el tratamiento y, además, la recuperación será más rápida y más sencilla, pues el camino a remontar será más corto.

El trabajo extra al que se ven expuestos el hígado o los riñones, por ejemplo, debido a la quimioterapia no sólo implica que estos órganos dupliquen su ritmo de trabajo a fin de metabolizar las nuevas sustancias, sino además hacerlo en situaciones mucho más extremas, rodeados de elementos tóxicos. Por ello, cuanto más sanos y «limpios» se encuentren desde el comienzo, mejor podrán resistir el envite.

Un ciclista subiendo un puerto de montaña o un tenista jugando una final larga e importante necesitan en algún momento de la carrera o del partido la energía suficiente para poder mantener su alto nivel de resistencia. Y a ninguno de ellos se le ocurre comerse unos callos con garbanzos y morcilla por muy débil que se encuentre. La idea es la misma. Nuestro cuerpo también va al límite, muy forzado, aunque no lo notemos, porque el hígado y los riñones no duelen, no avisan. Por eso lo mejor es ponérselo fácil.

Lo ideal durante el período del tratamiento es simplificar la alimentación, evitar las grasas y las salsas, los platos indigestos, la comida precocinada… Todo ello sin caer en la sensación de sacrificio. Disfrutar de la comida es un placer al que no tenemos por qué renunciar.

Algunas pacientes pierden mucho peso durante el tratamiento, sobre todo durante la quimioterapia. Y no se debe necesariamente a la falta de comida, sino a que se necesita más energía para metabolizar todos los productos químicos que el cuerpo está recibiendo. Otras, en cambio, se notan más hinchadas precisamente porque su organismo, al percibir una situación diferente y extrema, reacciona acumulando energía. Se prepara por si la situación dura mucho. En general se retienen más líquidos, y el cuerpo se comporta de una forma diferente a la que estamos acostumbradas.

Mi opción fue eliminar de una vez por todas algunos alimentos de mi dieta. Es cierto que ya hacía tiempo que quería dar el paso y nunca acababa de encontrar el momento. Me faltaba la determinación para defender esa decisión ante mí misma. El proceso del tumor me llevó a buscar más información, a entender mejor el impacto de la alimentación en nuestro cuerpo y en nuestro planeta, y a convencerme definitivamente de lo que quería hacer, cómo y por qué. Además, en poco tiempo pude comprobar lo bien que me sentía con ese tipo de alimentación.

No hay grandes secretos en una alimentación sana. Hoy en día estas pautas están en boca de todos, aunque muchas veces aún nos cuesta comprender las razones que hay detrás.

Desterré de mi vida las harinas refinadas, el trigo, los lácteos y la carne. Prácticamente no consumo dulces, y cuando lo hago, son caseros. Evidentemente, procuro no ser extremista. Durante el tratamiento fui muy estricta, pero con el tiempo me he ido relajando y si viajo, por ejemplo, me adapto a la situación del momento tratando de no caer en la obsesión.

Por otra parte, lo cierto es que tengo ya tan interiorizada mi nueva dieta, que no me cuesta trabajo alguno seguirla. Al contrario, la disfruto enormemente. Los huevos, las frutas y las verduras que entran en casa suelen ser de cultivo ecológico; el pescado, normalmente, de tamaño pequeño (acumula menos metales pesados, fundamentalmente mercurio); la harina, también ecológica, integral y de espelta. En lugar de patatas fritas, mis picoteos son de frutos secos, nueces o almendras ecológicas, crudos o tostados. El azúcar (parece imposible, pero es cierto) prácticamente ya no está presente en mi día a día, y si lo está, es azúcar de panela, no refinada, y también ecológica, o bien miel. En casa hacemos nuestro propio pan, e incluso yogures, de vez en cuando, con leche de oveja.

Y ¿por qué todos estos cambios? ¿Qué efectos causan en el organismo los alimentos, si en realidad en mis digestiones no noto la diferencia entre comerme una ensaimada con azúcar mojada en café con leche o una rebanada de pan de espelta con aceite de oliva virgen extra y té verde? Éstas son algunas de las preguntas que me he hecho y que todos nos hacemos más frecuentemente. Para darles respuesta, he tomado como punto de partida las causas fisiológicas que motivan la aparición y el desarrollo de un tumor, a fin de analizar, a partir de ahí, cómo podemos modificar a través de la nutrición ese entorno.

Algunas pautas. Causas fisiológicas relacionadas con la aparición del tumor y cómo abordarlas por medio de la nutrición

Todas las disciplinas que estudian las causas de aparición de tumores, tanto las terapias convencionales como las alternativas, las muy medicalizadas o las naturales, coinciden en que existen varios factores internos que favorecen el desarrollo y reproducción de una célula tumoral. En situaciones normales, de equilibrio, nuestro cuerpo es capaz de neutralizar y eliminar las células defectuosas que genera. Pero cuando este equilibrio se altera es cuando las células tumorales pueden ganarle la partida a las sanas, ya que el entorno en el que viven es idóneo para su reproducción, y en cambio no lo es tanto para la vida de las células sanas.

La forma en que nos alimentamos juega un papel fundamental en todo este proceso. Es una de las maneras clave que tenemos a nuestro alcance para modificar el hábitat de nuestras células. Si creamos un ambiente de equilibrio que facilite el correcto funcionamiento de nuestro organismo, de nuestras células, de nuestras defensas, combatiremos la enfermedad desde su raíz.

A continuación, revisaremos los factores más importantes que entran en juego cuando se producen desequilibrios en el organismo a fin de comprender cómo podemos incidir sobre ellos.

El sistema inmunitario

Nuestro sistema inmunitario está capacitado para detener el crecimiento de las células cancerosas del organismo y eliminarlas. Lo hace cientos de veces en la vida de una persona, pero ésta no lo percibe. A veces, esta capacidad de nuestras células no es lo suficientemente efectiva como para eliminar las células tumorales en sus estadios iniciales, y es entonces cuando el tumor evoluciona, crece.

El sistema inmunitario se puede ver afectado por agentes externos e internos. El estrés, la angustia, la ansiedad, tienen como consecuencia una bajada de defensas. Una nutrición acertada ayudará a que nuestro sistema se recupere. Si bien algunas corrientes etiquetan determinados alimentos como alimentos antiestrés (el chocolate negro, por ejemplo, que puede ayudar a disminuir y controlar los niveles de ansiedad), nos vamos a fijar sobre todo en aquellos alimentos que inciden sobre las consecuencias que el estrés tiene en nuestro organismo, y que mantienen en forma nuestro sistema inmunitario.

Uno de los grandes enemigos contra los que tienen que luchar nuestras defensas son los *procesos inflamatorios*. Diferentes estudios prueban que la evolución de los tumores está íntimamente ligada a estos procesos. El funcionamiento de un tumor y su crecimiento se asemeja al de los procesos inflamatorios. El cáncer utiliza esta inflamación natural para diseminarse por el resto del cuerpo.

Muchos de los procesos inflamatorios que se producen en nuestro organismo vienen precedidos y caracterizados frecuentemente por altas dosis de estrés que merman nuestras defensas. Al no estar en plena forma, el sistema inmunitario es incapaz de neutralizar y combatir las células cancerosas del cuerpo, que comienzan a ganar terreno. Ambos factores, la bajada de defensas y el desarrollo de inflamaciones internas, están por tanto íntimamente ligados.

La vitamina C (presente en muchos alimentos frescos, como el brócoli, los pimientos, los cítricos, los kiwis, etc.) es la gran aliada del sistema inmunitario, ya que lo ayuda a fortalecerse. Si a unas buenas dosis de vitaminas le sumamos una buena oxigenación de las células, mejorar nuestras defensas está a nuestro alcance.

Una alimentación rica en componentes antiinflamatorios y que reduzca o elimine el consumo de productos con alto poder inflamatorio, nos ayuda a combatir la formación y reproducción de las células cancerígenas en nuestro cuerpo. De este modo descargaremos a nuestro sistema inmunitario de parte de la responsabilidad de mantenernos sanos, y ya no tendrá que combatir y neutralizar tantas células malignas, pues evitaremos que se formen. Por esta razón es tan necesario incorporar a nuestra dieta el té verde, el aceite de oliva virgen extra, las verduras en general, y alimentos con altas dosis de omega 3. Todos ellos tienen propiedades antiinflamatorias muy importantes.

Por otra parte, lo mejor será evitar el consumo de alimentos que favorezcan la inflamación, como son las carnes rojas, el azúcar y los productos con grasas saturadas. En el capítulo dedicado a responder preguntas concretas, veremos todo esto en detalle.

El pH de la sangre

Otro de los factores a tener muy en cuenta es el pH de la sangre. Cuando está equilibrado, el sistema inmunitario también se ve favorecido y reforzado. Pero además, y sobre todo, el pH en sí mismo es determinante, ya que de su fluctuación dependerá enormemente que las células tumorales se encuentren o no cómodas en el entorno en el que habitan y, por tanto, bien capacitadas para su expansión o bloqueadas.

El pH es una medida que nos indica la tendencia hacia la alcalinidad o la acidez. La escala del pH va de 0 (muy ácido) a 14 (muy alcalino), y el 7 es el pH neutro. Nuestra sangre es ligeramente alcalina. Los valores de referencia normales se encuentran entre 7,35 y 7,45.

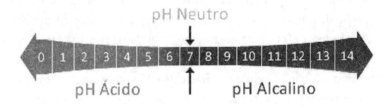

Las células cancerígenas proliferan en un ambiente ácido, que es precisamente el que perjudica a las células sanas. Por el contrario, un ambiente alcalino favorece la proliferación de células sanas, e inhibe la multiplicación y desarrollo de células cancerígenas.

Los alimentos son la herramienta natural de la que disponemos para mantener nuestro pH equilibrado. Hay alimentos de alta acidez, como son las carnes, los huevos, los azúcares y las harinas refinados, y otros altamente alcalinos, como son la mayor parte de las verduras (en especial el brócoli, el ajo...), las frutas o el té verde. El pH de las personas vegetarianas suele ser más alcalino que el de la media de la población porque prescinden en su dieta de muchos alimentos ácidos. Por lo tanto, por medio de la nutrición también podemos modificar nuestro pH, hacerlo más alcalino y combatir así de forma natural muchas enfermedades.

El anexo 2 recoge una tabla que clasifica los alimentos en función del impacto que tiene en nuestro pH.

La falta de oxígeno

Un entorno muy ácido es además un entorno poco oxigenado. El oxígeno facilita la eliminación de los ácidos de la sangre, y por lo tanto ayuda a crear un entorno más alcalino. Ésta es una de las razones por las cuales es tan bueno hacer ejercicio, mantenernos activos y respirar profundamente. Renovando el oxígeno de nuestro cuerpo se lo pondremos más complicado a las células cancerígenas para que prosperen.

Por otra parte, una sangre bien oxigenada fortalece el resto de los sistemas orgánicos, incluido el inmunológico. La sangre trasporta nutrientes, defensas, agua. Cuando la sangre está bien oxigenada está sana y puede ejercer su función con normalidad. Así, hará llegar a cada rincón de nuestro cuerpo lo que éste necesita en ese momento. Si cuidamos de nuestra sangre, ella cuidará del resto de nuestro organismo.

La toxicidad

Cuando el organismo no funciona correctamente, ya sea porque no está lo suficientemente oxigenado, o porque su pH es más ácido de lo ideal, la sangre no es capaz de trabajar adecuadamente y recoger todos los desechos que producimos. Así pues, las toxinas se van acumulando en nuestros órganos y células. Entre ellas se encuentran los radicales libres, unas moléculas que son el resultado de la oxidación celular y que se producen en el organismo como consecuencia del estrés, del tabaco, de la contaminación, o de la mala alimentación. En exceso, los llamados radicales libres pueden bloquear la regeneración natural, y causar degeneración celular.

Para combatir la acumulación de radicales libres en el organismo podemos recurrir a alimentos que aportan gran cantidad de antioxidantes. Existen diferentes tipos de antioxidantes y con diferentes características. Como no es mi intención profundizar en el tema, sino dar tan sólo unas pinceladas acerca del funcionamiento de nuestro cuerpo, creo que es suficiente con conocer su existencia y saber dónde encontrarlos para poder incluirlos en nuestra dieta. Algunos ejemplos de productos ricos en antioxidantes son las nueces, alcachofas, brócoli, fresas, higos…

El índice glucémico

Existe, por último, otro punto muy importante a tener en cuenta si queremos mantener el equilibrio en nuestro organismo: las células cancerígenas viven gracias al azúcar que les proporcionamos. En un análisis de sangre normal podemos averiguar qué cantidad de glucosa en sangre tenemos, y gracias a la alimentación podemos reducirla.

El azúcar se encuentra en muchos alimentos, no sólo en los dulces. Las harinas refinadas y la pasta, por ejemplo, contienen gran cantidad de azúcar, pues se componen de hidratos de carbono que nuestro cuerpo procesa en forma de glucosa.

El *índice glucémico* refleja la velocidad con que los hidratos de carbono se trasforman en glucosa. Cuanto más elevado sea el índice glucémico (IG) de los alimentos que consumimos, mayor será el nivel de azúcar en sangre.

Los alimentos se pueden clasificar según su índice glucémico, tomando como referencia la glucosa, a la cual se le da un valor estándar de 100. A partir de ahí, existen alimentos con un índice glucémico *bajo* (menos de 55), *medio* (de 55 a 70) y *alto* (más de 70).

Para mantener un nivel de glucosa estable, independientemente del tipo de alimentos que consumamos, el organismo (el páncreas, en concreto) produce insulina. Cuando ingerimos alimentos con un índice glucémico alto, nuestro organismo tiene que contrarrestar los altos niveles de azúcar en sangre y se produce entonces una subida fuerte y alta de insulina, el denominado «pico de insulina». Esto genera un círculo vicioso. Todos hemos vivido alguna vez la sensación de debilidad o mareo provocada por el denominado «bajón de azúcar». Esa sensación se debe a la bajada del nivel de insulina en sangre tras el pico. Nuestro cuerpo nos pide mantener el nivel del pico de insulina, e inyectamos más azúcar al sistema. Ingiriendo alimentos con un IG bajo, nos mantendremos siempre con un nivel estable y no necesitaremos tomar azúcar debido a un bajón; se trata de la mejor resolución para que el organismo no necesite recurrir a medidas drásticas.

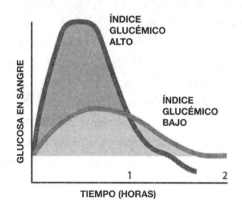

La producción de insulina va acompañada de la producción de unas proteínas denominadas IGFs (del inglés *insulin-like growth factor:* factor de crecimiento insulínico). Está ampliamente documentado que los IGFs estimulan el crecimiento de las células tumorales. Por consiguiente, cuando consumimos alimentos con un índice glucémico alto, estamos creando el caldo de cultivo idóneo para la proliferación de tumores. A más insulina producida, más IGFs. Y a más IGFs en la sangre, más alimentos tendrán las células tumorales para desarrollarse y campar a sus anchas por todo el organismo.

Existe la creencia de que nuestro cerebro necesita azúcar para funcionar. Es verdad que necesitamos glucosa, pero una alimentación equilibrada, definida por las pautas que se dan en este libro, ya nos la aporta. No hace falta que añadamos azúcar extra a nuestro cuerpo.

El anexo 3 recoge una lista que clasifica los alimentos en función de su índice glucémico.

A modo de orientación, valga decir que la glucosa está presente sobre todo y fundamentalmente en los dulces, harinas refinadas, féculas, pastas y también en los lácteos (aunque las tablas indiquen lo contrario, se comportan como si su IG fuera alto) e incluso la fruta, que tiene altas cantidades de azúcar en forma de fructosa.

* * *

Después de saber todo esto, ¿no resulta sorprendente que en los hospitales no den pautas de alimentación en línea con lo que acabamos de ver? No se trata en absoluto de sentirnos culpables cada vez que comamos algo fuera de la dieta que decidamos seguir, si es que optamos por alguna. Pero, como siempre, lo importante es ser conscientes de lo que hacemos, de sus porqués y de sus consecuencias.

Durante uno de mis ciclos de quimioterapia, en el cuarto o quinto, tanto las enfermeras como el médico y yo misma nos dimos cuenta de que había adelgazado bastante. No me sobraban kilos antes de comenzar el tratamiento, y entre las pocas ganas de comer que tenía en algunos momentos, los requerimientos adicionales de energía que mi organismo necesitaba para poder sobrellevar un tratamiento tan agresivo y la dieta tan limpia que seguía, era lógico que hubiera perdido unos kilos. Al comentarlo, la recomendación de las enfermeras fue que tratara de comer canelones con bechamel, carne y queso. Me lo decían de corazón, con todo su cariño, y ello me ayudó a comprender hasta qué punto es importante hacer llegar a todos los sectores relacionados de alguna manera con la superación de los procesos tumorales una información correcta acerca de la nutrición, a fin de que todos, pacientes y profesionales de la salud, rememos en una misma dirección.

Pero retomando el tema de la nutrición y profundizando un poco más en él, veréis que algunos alimentos son «contradictorios». El garbanzo, por ejemplo, es ideal si se tiene en cuenta su índice glucémico, pero no es conveniente si se contempla su acidez. El huevo es una muy buena proteína, pero también tiene una acidez alta. Los embutidos figuran como idóneos si miramos su IG, pero todos sabemos que contienen grasas saturadas que no son beneficiosas, ya que son inflamatorias y además tienen colesterol. La fruta tiene muchas vitaminas y antioxidantes, pero en cambio su IG es alto. El pescado azul aporta muchos omega 3, indispensables, pero es ácido. Así pues, ¿qué hacer? Pues bien, la respuesta está en no abusar de ningún alimento. Pero, en vez de adoptar la tan conocida frase «comer un poco de todo para llevar una dieta equilibrada», creo que hemos aportado aquí razones más que suficientes para demostrar que una buena dieta sí incluye dejar de comer algunas cosas.

Respuestas a preguntas concretas

¿Por qué es mejor evitar el azúcar?

Se sabe que los tumores se alimentan de azúcar. Además, los picos de azúcar provocan picos de insulina que van acompañados de la producción de una de las hormonas de crecimiento que favorece el desarrollo de tumores cancerígenos. Es muy difícil renunciar a los dulces, por eso proponemos algunas alternativas que podemos incorporar en nuestro día a día. Nuestro objetivo es reducir al mínimo el consumo de azúcar, sobre todo de azúcar blanco.

Alternativas

Stevia

Es una planta de Sudamérica, de hojas verdes, mucho más dulce que el azúcar. Su índice glucémico es cero, y además es totalmente natural. Se comercializa en forma de extractos líquidos o en comprimidos, ambos productos disponibles en herboristerías. También se comercializa la planta en sí, fresca o seca. Se puede cultivar en casa y utilizarla como cualquier otra hierba aromática. 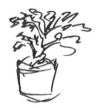 La stevia puede reemplazar al azúcar en la cocina y endulzar todo tipo de bebidas y pasteles.

Jarabe de agave

Es una melaza dorada algo más líquida que la miel. Se extrae del mismo cactus, el agave, que se utiliza para hacer el tequila. Este jarabe se caracteriza por su bajo índice glucémico y por su alto poder edulcorante. Se utiliza de la misma manera que la miel.

Panela

Es el azúcar más puro, ya que se obtiene a partir del jugo de la caña de azúcar, que se lleva a altas temperaturas para elaborar el líquido. Los cristales resultantes son la panela, que conserva íntegras todas sus propiedades. Es el paso previo al azúcar moreno (que muchas veces no es más que azúcar blanco con extracto de melaza añadido para darle un aspecto oscuro). La panela se consume mucho en los países de América del Sur, donde recibe nombres diferentes: rapadura, raspadura, chancaca o piloncillo. Al no estar refinada, contiene más nutrientes que el azúcar normal.

Miel

Existen muchos tipos diferentes (mil flores, de lavanda, de castaño, de tomillo, etc.). Es importante que sea ecológica, de buena calidad. La miel del supermercado muchas veces está manipulada y no es tan pura. Es frecuente que le añadan azúcares refinados con lo cual su IG sube, y pierde muchas de sus propiedades terapéuticas y medicinales.

¿Por qué se recomienda reducir el consumo de carne?

Está en boca de todos que las personas que no comen carne tienen menos riesgo de padecer un cáncer y otra serie de enfermedades. Al margen de todos los estudios que lo corroboran es lógico que así sea puesto que:

> ➤ La carne es ácida. Por tanto contribuye a crear un pH ácido en nuestro organismo.

➤ La carne es rica en grasas. Muchas de las grasas que contiene este alimento tienen características inflamatorias, por tanto es mejor evitarlas.

➤ Para que los animales sobrevivan y crezcan en cautividad (muchas veces a un ritmo acelerado) les inyectan antibióticos, tranquilizantes, hormonas y todo tipo de productos químicos que finalmente llegan a nosotros cuando los consumimos.

➤ Si además estas carnes están ahumadas o curadas, contendrán sal, nitratos y nitritos, sustancias que aumentan el riesgo de padecer tumores.

➤ Por otra parte, los animales criados para consumo crecen y viven normalmente en un ambiente hostil. Seguramente si viéramos el funcionamiento de una granja de pollos dejaríamos de consumirlos. Son animales que sufren y eso afecta a la calidad de su carne.

➤ Si además queremos ser responsables con nuestro planeta, es importante tener en cuenta que la producción cárnica es responsable en gran medida del efecto invernadero y de todas sus consecuencias. Si redujéramos o elimináramos la carne de nuestra dieta, el nivel de CO_2 de la atmósfera disminuiría, un paso necesario para revertir la cadena del efecto invernadero. Todos ganaríamos. Hay que tener en cuenta también el hecho de que según la FAO (Organización de las Naciones Unidas para la Alimentación y la Agricultura) para producir 1 kg de carne se necesitan 7 kg de grano y 15.000 litros de agua (10 veces más que para producir 1 kg de grano). ¿Os imagináis lo que podrían cundir ese agua y esos cereales en la lucha contra el hambre?

Alternativas

La carne es una fuente importante de proteínas. A la hora de reemplazarla, es importante recurrir a alimentos que también nos aporten proteínas. Siempre podemos sustituir un filete de ternera por uno de *pescado* o por una *tortilla*. Pero hay además otras opciones muy conocidas por los vegetarianos, que no resultan tan familiares si estamos acostumbrados a la cocina mediterránea tradicional.

Legumbres

Combinadas con cereales, nos aportan una proteína de muy alta calidad. Las lentejas con arroz; los garbanzos acompañados con un poco de pan, o con cebada, avena, mijo; las judías secas... Son todas ellas muy buenas opciones y si bien se han considerado siempre como un primer plato tienen un valor nutricional tan alto que se pueden convertir en plato principal o plato único.

Algas

Son una importante fuente de proteína vegetal completa. Así como las legumbres necesitan del cereal para formar una proteína completa o de alta calidad (equivalente a la de la carne), las algas ya nos aportan esa proteína sin necesidad de combinarlas con otros alimentos. Su uso aún no es muy habitual en la cocina mediterránea, aunque poco a poco van haciéndose un hueco en las recetas más variadas. Se pueden añadir a arroces, guisos, a las legumbres, y también se pueden consumir solas, en ensalada, con un sencillo aliño.

Seitán:

Es un alimento elaborado con el gluten del trigo, que se encuentra en el germen de la semilla. Tiene un alto contenido proteico, y se utiliza en la cocina del mismo modo que la carne. Pero ojo, no es apto para celíacos o personas con sensibilidad al gluten.

Tempeh:

Es una pasta con la textura de un flan duro, hecha de soja fermentada. Su proteína es de alta calidad. Autores como Andreas Moritz[5] afirman que únicamente la soja no tratada y fermentada de manera adecuada (es decir, al menos durante dos años), como el tempeh o el miso, es apta para el consumo humano, pues ese proceso permite su digestión. Por otra parte, la soja desencadena procesos hormonales en nuestro organismo, por lo que no es recomendable para mujeres que hayan padecido un tumor de mama hormonal.

---

5. Andreas Moritz, *Los secretos eternos de la salud.* Ediciones Obelisco, págs. 559-560.

Tofu

No es una alternativa recomendable. El tofu es una pasta dura hecha a partir de la soja. Muy popular entre los vegetarianos por su alto contenido proteico, no todos los expertos están a favor de su uso. La soja del tofu no ha fermentado previamente, por lo que nuestro organismo no la digiere. No olvidemos además la relación entre la soja y la producción de hormonas. Las mujeres que han desarrollado un tumor de mama también deben evitar el tofu.

¿Por qué deberíamos eliminar el trigo común de nuestra dieta?

El trigo es un cereal moderno, que ha ido sufriendo diversas manipulaciones a fin de hacerlo más rentable, más productivo, más resistente... A lo largo de ese proceso, se han ido quedando por el camino gran parte de sus propiedades. Hoy por hoy, el trigo es uno de los cereales con un índice glucémico más alto. Por otra parte, el trigo se compone en gran parte de gluten, idóneo para hacer masas más esponjosas, pero de difícil digestión en algunos casos.

Alternativas

Hay muchos cereales que pueden sustituir al trigo:

Espelta

Un grano de trigo muy antiguo, que conserva nutrientes que el trigo de hoy en día ha perdido, y tiene un índice glucémico mucho más bajo. Además, no reacciona bien a los pesticidas, por lo cual suele ser ecológica. Es una buena alternativa para reemplazar la harina de trigo que utilizamos normalmente. La espelta también es idónea para hacer masas y pan. Cada vez es más fácil encontrar en las tiendas y panaderías pan hecho con harina de espelta.

Kamut

Es la variedad de trigo más antiguo que se conoce. Su gusto es dulzón, y su harina muy fina y suave, de color crema. La piel del grano es muy fina, lo que permite cocinarlo como si fuera arroz. El pan de kamut es suave y esponjoso, con un toque dulce.

Quinoa

Sus propiedades la convierten nutritivamente hablando en un producto entre el cereal y la legumbre. Tiene proteínas de alta calidad y es muy digestiva. Para aquellos a los que les guste el cuscús, es un buen sustitutivo de la sémola. Se puede consumir fría, en ensaladas, y caliente, con verduras.

La avena, la cebada, el centeno

Son otros cereales ricos en nutrientes y minerales que también nos ofrecen muchas posibilidades a la hora de cocinarlos. La avena se utiliza mucho en los cereales de desayuno. La cebada es un buen sustituto del arroz, y con el centeno se hace un pan de sabor un tanto amargo.

¿Por qué no se deben consumir harinas blancas y otros productos refinados?

Las harinas blancas se obtienen al separar el grano de su cáscara y del germen, que es el embrión de la semilla. El grano se tritura, y la cáscara y el germen, que es donde se encuentran la mayor parte de la fibra, vitaminas y minerales, se descartan o se comercializan aparte. Estas harinas están muchas veces tratadas para evitar que se formen bichitos, o para blanquearlas. Por consiguiente, no son harinas puras. En realidad, no sabemos lo que contienen.

Por otra parte, las harinas blancas son básicamente hidratos de carbono con pocos nutrientes y un IG muy alto. De ahí su rechazo generalizado por parte de todos los nutricionistas, ya que causan en el organismo un efecto parecido al del azúcar.

¿Por qué encontramos estas harinas por todas partes, si sus propiedades nutricionales son tan negativas? Por varias razones, una de ellas es que funcionan muy bien en cocina. Contienen mucho gluten y ello hace que los panes, los bizcochos, etc., queden más esponjosos y suaves. Existe otra razón que es evidentemente económica: las harinas que encontramos muchas veces provienen de trigo modificado genéticamente para resistir mejor las plagas, o para conseguir una mayor producción. Las grandes productoras de cereales a nivel internacional deciden producir más cantidad por menos dinero a costa de la calidad del producto, de explotar las tierras más allá del límite de sus posibilidades, y de manipular a la propia naturaleza, creando granos nuevos mediante la manipulación genética, cuyo impacto en nuestro sistema de momento se ignora. El único fin detrás de este comportamiento es que unos pocos se puedan enriquecer a expensas del resto.

Existen otros muchos productos refinados, como el azúcar por ejemplo, que experimentan procesos de elaboración y trasformación similares a los descritos antes de llegar a nuestras manos. Son productos que también van perdiendo sus nutrientes, se les van añadiendo productos químicos para hacerlos más atractivos estéticamente (es el caso de algunos tipos de azúcar moreno, que en realidad no es otra cosa que azúcar refinado y teñido) y se acaban convirtiendo en glucosa pura, sin otro aporte nutricional que el puramente energético.

Alternativas

A la harina blanca refinada

Cualquier harina que no esté refinada es una buena alternativa. Las harinas ecológicas, por definición, no han sido tratadas o manipuladas. Las harinas refinadas, en cambio, muchas veces llevan productos añadidos para que se conserven mejor. Con respecto a las alternativas, la harina de espelta es la que más se parece a la de trigo. También podemos encontrar harina de kamut, o de centeno, que se comportan de forma parecida al trigo porque todas ellas tienen gluten. Existen también harinas de arroz, de maíz, de quinoa o de garbanzos, con las que se puede experimentar en la cocina. En todos los casos, es importante tener en cuenta que los pesticidas se acumulan en la cáscara de los granos, por tanto si optamos por una harina integral, mejor que sea ecológica.

Al azúcar refinado

En el apartado que trata acerca del azúcar hemos citado ya las opciones de que disponemos.

¿Qué verduras, frutas y legumbres son las más recomendables?

Hay verduras consideradas anticancerígenas por sus propiedades. *El brócoli, la cebolla, el ajo, la coliflor* tienen en común un efecto antioxidante, anti-inflamatorio, y también regulador del pH. Así que es importante incluirlas en nuestra dieta, sin tener miedo a consumirlas en exceso.

Hay otros alimentos, como las legumbres, que tienen amigos y enemigos. Hemos visto al hablar del índice glucémico que los *garbanzos*, por ejemplo, son una proteína de alta calidad, y de IG bajo, pero son ácidos. Las *lentejas rojas* son muy digestivas y menos calóricas que los garbanzos. En cualquier caso, aunque estas legumbres resulten más ácidas que otros alimentos de las tablas, siempre serán una opción más aconsejable que la carne.

La *soja*, que también es una proteína de muy alta calidad, tiene un IG bajo, y además no es ácida, no está indicada en personas con tumores de mama hormonales, ya que los componentes de la soja pueden estimular el desarrollo de estas células tumorales. Hemos visto además que estudios recientes desaconsejan el consumo de la soja si no ha pasado por un proceso de fermentación previo que la haga digerible.

Las *algas* son un alimento especialmente nutritivo. Además de la proteína completa que nos aportan, son fuente de otros nutrientes esenciales, como el calcio, el hierro, aminoácidos, oligoelementos, fibra… También tienen propiedades antioxidantes.

Las *frutas* tienen muchas vitaminas y fibra, pero algunas, como la piña, se consideran ácidas; y otras como la sandía, por ejemplo, tienen un alto IG. Al margen de ejemplos concretos, a la hora de consumir fruta conviene tener en cuenta que nos aportan altas dosis de fructosa, que se convierte en glucosa. Por tanto, es mejor no abusar. Dos o tres piezas al día es suficiente. Las que contienen vitamina C tienen características antiinflamatorias. Otras, como la *manzana*, son reguladoras y digestivas. Contienen mucha fibra, no demasiado azúcar, y pueden ejercer una función curativa tanto en casos de estreñimiento como de diarrea. El *plátano*, por su parte, contiene mucho potasio, un mineral importante que a veces nos falta.

¿Y los huevos?

Sus defensores afirman que es la proteína no obtenida directamente de carne animal de más alta calidad. Y, por otra parte, su IG es cero.

Pero, como nunca llueve a gusto de todos, la yema del huevo es ácida, y la clara alcalina. No olvidemos además las grasas del huevo y su colesterol.

En conjunto, el huevo es un nutriente excelente. Hasta hace poco se restringía su consumo a dos o tres veces por semana, debido a su alto contenido en colesterol. Hoy parece que se flexibiliza esta cantidad, ya que si bien es cierto que aporta colesterol, si el huevo es de buena calidad y se cocina de forma sana, su nivel de colesterol no es tan alto como el de cualquier otro alimento precocinado que podría utilizarse como sustitutivo.

Con respecto a su calidad, éste es uno de los alimentos de mayor variabilidad en función de su procedencia y el trato que reciben las gallinas. Es muy diferente el huevo de una gallina enjaulada, alimentada con piensos y harinas refinadas, que el huevo de una gallina que vive en libertad y come granos y verduras. Por ello, es altamente recomendable consumir siempre que sea posible huevos ecológicos, o camperos.

¿Qué hay de los frutos secos y las semillas?

Con los frutos secos pasa un poco como con las frutas. Dependiendo del punto de vista que utilicemos, serán más o menos recomendables. Podemos afirmar que son siempre una buena alternativa proteica, y un buen complemento a una alimentación en la que se ha restringido el aporte de dulces y de productos elaborados (como cereales de desayuno azucarados, galletas, mermeladas, etc.). La *nuez* es algo ácida, aunque la más nutritiva de todos los frutos secos, y contiene muchos antioxidantes. La *almendra*, por su parte, es muy alcalina y nos ayuda a regular nuestro organismo. También están los *anacardos*, las *nueces de Brasil*, las *chufas*, las *avellanas*... todos ellos, alimentos muy sanos y completos.

Siempre que se consuma, lo mejor es optar por el fruto seco crudo o tostado, sin sal añadida, y sin aceite. Muchas veces los venden fritos, con lo que se pierden gran parte de sus propiedades.

Las semillas son otros alimentos que podemos ir incorporando poco a poco en nuestra alimentación. Son ricas en fibra, minerales y grasas saludables. Las pipas de *calabaza* y las *semillas de lino*, por ejemplo, contienen omega 3; el *sésamo* contiene mucho calcio, proteínas y vitamina B, importante para el funcionamiento del sistema nervioso. Se puede encontrar en forma de puré (se denomina tahini) que puede sustituir a la mantequilla en nuestros desayunos. Las pipas de *girasol* ayudan a reducir el colesterol, y las semillas de *amapola* aportan vitamina A, de efecto antioxidante, y hierro.

Podemos consumirlas directamente, añadirlas a las ensaladas, a las masas de tartas y panes, y utilizarlas para rebozar (las de sésamo son ideales) en lugar del pan rallado.

¿Por qué hay tanta gente en contra de los lácteos?

El ser humano es el único animal que consume leche en la edad adulta. El resto de mamíferos sólo la consume en su primera etapa de vida. La leche es muy completa, hasta el punto de que el recién nacido no necesita nada más. A medida que vamos creciendo, nuestro organismo evoluciona, y es capaz de procesar cada vez más alimentos, pero en cambio pierde su capacidad natural para procesar otros, en concreto la leche. Uno de los componentes de la leche es una proteína denominada caseína que nuestro cuerpo no puede metabolizar. La leche de vaca contiene una cantidad de caseína muy superior a la de la leche materna. Si a medida que crecemos nuestro cuerpo va pasando a otras etapas de desarrollo y pierde su capacidad de digerir la leche materna, ¿qué efecto causará en nuestro estómago la leche de vaca?

Hay personas que presentan una intolerancia evidente a la leche, pero la mayoría de los adultos no percibe ningún rechazo aparente. Nos han acostumbrado desde pequeños a tomar tanta leche que nuestro cuerpo ha tenido que adaptarse a ella, lo cual no quiere decir que resulte fácil de digerir. De hecho, si estudiamos las reacciones desde dentro de nuestro organismo, veremos que la leche causa estragos.

Una de las consecuencias más directa y obvia del consumo de leche es la excesiva producción de mucosidades. Y no nos referimos únicamente a los mocos, sino también a todas las mucosas internas, que en exceso dificultan la digestión pues forman una pasta en el estómago, obturan los folículos de los intestinos que absorben los nutrientes, obstaculizan los pulmones y crean problemas respiratorios. Además, facilitan procesos inflamatorios en el organismo.

Hay muchas formas de obtener calcio de los alimentos: los frutos secos son una gran fuente de calcio; también las verduras, como la espinaca, el brócoli, la col... No hace falta recurrir a los lácteos para obtener calcio, el cual es, además, más difícil de asimilar que el que obtenemos a partir de los productos vegetales.

Es interesante tener en cuenta que muchos estudios reflejan que la tasa de tumores de mama es mucho más alta en aquellas culturas en las que se consumen productos lácteos. La leche favorece el desarrollo de estrógenos en la mujer. Además, aporta al organismo la misma hormona de crecimiento que se produce cuando se dan picos de azúcar en la sangre, y que ya hemos visto que estimula el crecimiento de las células tumorales. Si sumamos a todo ello los antibióticos con que tratan a los animales, y que ingerimos a través de la leche, es evidente que vale la pena hacer un esfuerzo y buscar alternativas a la leche de vaca.

El efecto de la leche en nuestro organismo es extensivo al del resto de productos lácteos: queso, yogures, nata... En el caso de que cueste eliminar la leche de vaca de la dieta, se puede empezar sustituyéndola por la leche de animales pequeños como la oveja o la cabra, más parecida a la que produce el ser humano. La cuajada de leche de oveja, por ejemplo, tiene menos impacto en el organismo que los yogures, y también se pueden encontrar quesos de oveja y de cabra, más digestivos que los de vaca.

Alternativas

Por suerte, disponemos de un amplio abanico de opciones vegetales para reemplazar las leches de origen animal. Se pueden utilizar de la misma manera, tanto en su consumo directo como en la cocina. Es conveniente buscar aquellas opciones que no contengan azúcares añadidos de ningún tipo. También existen cremas de cocina elaboradas a partir de productos vegetales que reemplazan perfectamente a la crema de leche o a la nata.

Leche de avena

Es muy digestiva y muy completa. Aporta proteínas de muy buena calidad. Algunas de las que podemos encontrar en el mercado aportan calcio. Es muy suave, y tiene un toque dulce. Muy buena opción para hacer postres y bizcochos y para tomar a la hora del desayuno.

Leche de espelta

Tiene gluten, por lo que a algunas personas les puede provocar una intolerancia alimentaria. También tiene proteínas, y es menos dulce que la de avena, lo que resulta más adecuada para hacer salsas como la bechamel y platos salados.

Leche de arroz

Muy dulce y de sabor suave. En algunos casos, puede provocar estreñimiento.

Leche de quinoa, de almendra, de avellana, de mijo, de kamut

Se pueden encontrar en tiendas de dietética o de productos ecológicos. Todas ellas son una buena opción.

Leche de soja

Dentro de la gama de bebidas vegetales, ésta es la peor alternativa que existe a la leche animal. Hemos visto el impacto de la soja en el organismo al hablar de la carne y de sus proteínas. No es recomendable para mujeres con tumores de mama hormonales. Además, muchas veces se utiliza soja transgénica para fabricar esta bebida.

Las grasas, el aceite, los omegas 3 y 6 y el colesterol

Ahora se habla tanto de las grasas y de los aceites comestibles que acaba resultando difícil discernirlos. Oímos cosas acerca de las grasas saturadas, insaturadas, hidrogenadas, de las grasas buenas, de las grasas malas, del colesterol... Al final, uno se pierde.

Podemos diferenciar tres tipos fundamentales de grasas.

➤ *Las grasas saturadas:* son aquellas grasas naturales que a temperatura ambiente se encuentran en estado sólido, como la manteca, el sebo, el tocino o la mantequilla. Suelen elevar los niveles de colesterol, por lo que hay que tener cuidado con ellas.

➤ *Las grasas insaturadas:* son los aceites que a temperatura ambiente se presentan en estado líquido. Son esenciales para el buen funcionamiento de nuestro organismo. Su falta eleva el nivel de colesterol, por consiguiente, consumir estas grasas ayuda a regularlo. Se subdividen en:

- *Monoinsaturadas:* son las grasas presentes en el aceite de oliva, el aguacate, y en algunos frutos secos. Reducen el colesterol malo y aumentan el colesterol bueno.

- *Poliinsaturadas:* son las famosas sustancias o ácidos grasos «omega». Los más conocidos son los omega 3 y omega 6. También existe el omega 9, aunque se habla menos de él. Se caracterizan por su capacidad de reducir el colesterol malo y favorecer la producción de colesterol bueno. Es importante mantener un buen equilibrio entre la cantidad de omega 6 y omega 3 en nuestro organismo: de cuatro a uno. Es decir, por cada cuatro gramos de omega 6 que consumimos, deberíamos consumir 1 gramo de omega 3. En las sociedades occidentales la proporción puede llegar a ser de 20 o 30 a uno. Este desequilibrio puede ser responsable de algunas enfermedades. Por otra parte, el omega 3 tiene propiedades antiinflamatorias, de ahí su importancia para las personas que hayan desarrollado un tumor. En cambio, el omega 6 es inflamatorio, y por tanto es mejor evitarlo.

> *Las grasas trans, o grasas hidrogenadas*: son aquellas grasas líqui-
das que han sido tratadas de manera industrial, inyectándoles hi-
drógeno, para convertirlas en grasas sólidas. El fabricante busca
con ello evitar que el producto se deteriore rápidamente (que los
fritos queden rancios, o que la bollería se endurezca). Son altamente perjudiciales, aumentan el colesterol malo y disminuyen el
bueno.

Respecto al *colesterol*, se trata de una sustancia que produce nuestro organismo, y que además se obtiene a partir de los alimentos que ingerimos.
En algunos casos el cuerpo tiene una deficiencia, un desequilibrio productivo, pero, por lo general, las personas con un nivel de colesterol alto
deben ese desequilibrio a una nutrición poco equilibrada. El consumo
equilibrado de grasas insaturadas ayuda a regularlo.

El pescado

Existe una gran variedad de pescado, y por consiguiente es difícil hacer afirmaciones genéricas con respecto a este alimento. Sí es cierto
que es muy proteico, es más fácil de digerir que la carne, y la grasa
que contiene es beneficiosa para el ser humano. Hay que hacer especial hincapié en los beneficios del pescado azul y del marisco, ya que
contienen altas dosis de omega 3, un ácido graso de efectos antiinflamatorios.

Ahora bien, el marisco es en general un alimento muy ácido, por lo
que conviene no abusar de él a fin de no alterar el pH de la sangre.

Teniendo en cuenta la cadena alimentaria y el tamaño del pescado
que consumimos, siempre es preferible optar por un pez pequeño (sar-
dina, caballa, jurel, etc.) mejor que por uno grande (atún, salmón, pez
espada, etc.). Los peces van acumulando en su organismo mercurio y
otros materiales pesados que se encuentran de forma natural en la tierra
y en los animales de los que se alimentan. Por consiguiente, los peces
más depredadores, como el atún, o el pez espada, son más tóxicos que
los pequeños.

¿Y el alcohol?

Por todos es conocido en mayor o menor medida el efecto que el alcohol causa en nuestro organismo, y su alta toxicidad, sobre todo a largo plazo. Sabemos que provoca problemas cardiovasculares, que daña el cerebro y que afecta a muchos de nuestros órganos vitales. Pero estas consecuencias son el resultado de un consumo excesivo, incluso la Organización Mundial de la Salud recomienda tomar un vaso de vino tinto al día para mantener nuestro corazón en forma.

Sin embargo, durante el tratamiento de quimioterapia es mejor eliminar por completo el consumo de alcohol. Pues, al igual que otras muchas sustancias, el alcohol demanda al organismo, especialmente al hígado, un esfuerzo extra para ser metabolizado. Y ya hemos ido viendo que el hígado está sometido a una gran presión durante el tratamiento. Se le acumulará el trabajo, por así decirlo, de modo que es mucho mejor que le facilitemos al máximo sus funciones.

Una vez nos hayamos recuperado del tratamiento, ¿cuál es la relación idónea que debemos tener con el alcohol? ¿Es mejor tomar esa copa de vino que recomienda la OMS, o no tomarla? Existen estudios realizados por la Universidad de Oxford o de Harvard que señalan que las mujeres que consumen alcohol de manera moderada (una copa varias veces por semana) tienen más probabilidades de desarrollar un tumor. También hay estudios (Centro Médico Cedars-Sinai, Los Ángeles) que afirman lo contrario. El alcohol tiene características inflamatorias, y por eso desde mi punto de vista es mejor consumirlo de manera ocasional.

Dicho esto, como siempre señalo, cada una de nosotras debe aprender a responsabilizarse de su alimentación, y de su cuerpo, obviamente.

Capítulo Siete

ALGUNAS RECETAS PARA AFRONTAR LOS EFECTOS SECUNDARIOS DE LOS TRATAMIENTOS

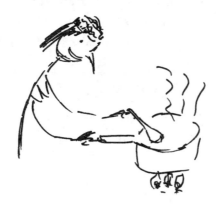

La idea más importante que creo que deberemos recordar a lo largo de todo el tratamiento es: *todo pasa y todo acaba.*

Y ¿por qué? Pues porque una de las cosas que he conseguido gracias a la quimioterapia es ejercitar un poco la paciencia. Reconozco que a medida que la quimio va quedando lejos, mi impaciencia característica –ésa que me ha acompañado desde que conservo recuerdos, conjuntamente con mis prisas para conseguir hacer cuantas más cosas mejor–, trata de nuevo de ocupar el puesto que tenía. Pero no se lo permito. Ahora la reconozco y no dejo que se asiente y campe a sus anchas. Incluso de pequeña, ya iba corriendo a la parada del cole porque apuraba hasta el último minuto. Ésa ha sido la tónica de mi vida. Hacer siempre un poquito más, un poquito más rápido y un poquito mejor. Y al final, ¿para qué? No pasa absolutamente nada si se quedan cosas sin hacer, o si se hacen mañana. Supongo que me tomé demasiado en serio ese refrán de no dejes para mañana lo que puedas hacer hoy, y le di la vuelta hasta tal punto que mi objetivo era conseguir hacerlo todo hoy para no tener nada pendiente mañana.

Evidentemente, y por suerte, ése no será el punto de partida para todas nosotras. Y aun así, sigue siendo importante tener en cuenta *que todo pasa, que es cuestión de tiempo*, y que el cuerpo es sabio. Desde el momento en que se lo permitamos comenzará a buscar su equilibrio, y nos sorprenderá. Siempre lo hace. Incluso si nos vemos obligadas a tomar decisiones que dejan una huella física profunda, como es la extirpación de la mama, o si padecemos secuelas como el linfedema, del que ya hablaremos, o la sensibilidad al sol. El cuerpo también sabrá recuperarse con tiempo y con cariño; poco a poco, irá encontrando la manera de convivir con los cambios, y la nueva situación dejará de ser tan terrible como se plantea inicialmente.

> *El cuerpo es sabio, y desde el momento en que se lo permitamos comenzará a buscar su equilibrio y nos sorprenderá.*

Ya sé, lo sé muy bien, que cuando acabas de salir de quirófano, o cuando tienes las defensas por el suelo y no puedes ni subir dos peldaños, todo parece imposible, y sé que mis palabras suenan a hueco. No son nuevas. Las enfermeras y los médicos también las repiten, y no ayudan mucho. Ojalá las voces de todas las que lo hemos vivido sí sirvan para afrontar el momento con optimismo y sobre todo, insisto, con paciencia.

Cuando una amiga me describió la quimio por la que ella ya había pasado, antes de empezarla yo, me dijo: «Notarás que se acumula… En el primer ciclo (el primer chute, para entendernos) estás unos días mal, luego mejor, y durante la tercera semana te encuentras bien. Pero, a medida que vas sumando sesiones de quimio, ves que se alarga el período en que te encuentras peor, que te cuesta más recuperarte y que no llegas tan fuerte al ciclo siguiente».

Agradezco sus palabras y su cariño. Las tuve en cuenta, tal vez demasiado, porque comencé el proceso un poco condicionada. Y si bien es cierto que hubo momentos en el tratamiento de quimio bastante durillos, me recuperé bien de todos los ciclos. No fue un año negro y oscuro que pasé encerrada en casa sin poder levantar ni la vista. Fue un año cargado de experiencias nuevas, de novedades y de sentimientos hasta entonces desconocidos. La quimio me permitió bajar la guardia, dejar de hacer lo que creía que todos esperaban de mí, dejar de estar ahí para los demás como yo (no ellos) creía que debía estar. Dejé de exigirme tanto, porque necesitaba dirigir mi energía hacia cosas más primarias, como eran mantenerme activa, de buen humor, ayudar en casa y seguir yendo al cine de vez en cuando. ¡Y qué paz!

Otra amiga, que llevaba a su madre a hacer quimioterapia, me contó un día su conversación con una paciente, que le dijo: «Pues qué quieres que te diga, yo con esto de la quimio estoy encantada, porque por una vez en la vida no hago nada en casa. Lo hace todo mi marido, y yo a dejar que me cuiden». Así que ya ves, hay maneras y maneras de plantearse estos meses.

Fundamentalmente, con el tratamiento de quimioterapia es bastante probable que llegues a percibir muchos cambios. De algunos habrás oído hablar, y otros te resultarán nuevos. Cada organismo reacciona de una manera diferente ante el tratamiento. Así que paciencia. Lo mejor es no desesperarse. Recuerda: todo se pasa.

Dicho esto, revisemos algunos trucos y recetas que nos pueden ayudar a pasar el mal trago en los momentos difíciles.

Tengo nauseas y problemas digestivos

Las nauseas van asociadas normalmente a los tratamientos de quimioterapia. Aunque el propio tratamiento incluye cortisona para reducirlas, no siempre se consigue eliminarlas del todo. Aquí van algunas propuestas que nos pueden aliviar:

Aceite de marihuana

Evidentemente, tiene sus defensores y sus detractores. Mi médico chino no estaba de acuerdo con su consumo, así que después de haber conseguido todo el material que necesitaba para elaborar el aceite, cuando ya había incluso preparado la primera remesa, decidí arrinconarlo en un cajón y nunca llegué a probarlo. Pero a mucha gente que conozco le sirvió de gran ayuda. Lo utilizaban como aliño para las ensaladas, o en una tostada, siempre en crudo. Y les aliviaba.

Receta

Necesitaremos un puñado de marihuana, preferentemente los capullos de la planta, y medio litro de aceite de oliva virgen extra. Se confita la marihuana en el aceite al baño maría durante media hora, removiendo para que no hierva (es importante que la temperatura del aceite no suba de los 70 ºC, ya que la marihuana perdería sus propiedades). Se deja macerar durante 24 h y se cuela. El aceite ya es apto para el consumo. Una cucharada al día es suficiente para notar sus efectos.

Jengibre

Es una raíz muy utilizada por las embarazadas durante los primeros meses de gestación. Su uso como especia es muy habitual en los países asiáticos. Alivia las nauseas y los vómitos y trasmite calor al cuerpo. Puede consumirse de múltiples maneras. Se puede tomar en infusión, hirviendo la raíz, o bien crudo en los alimentos, tanto en ensalada como en guisos. No está de más incorporarlo a la rutina diaria durante la quimio, porque revitaliza y ayudará a sentirse mejor.

Si su sabor no gusta (es fuerte, con un toque picante), se puede recurrir a las cápsulas y comprimidos, preferentemente naturales.

Receta

Para hacer *té de jengibre* necesitaremos una raíz pequeña, que picaremos y pondremos a cocer durante 10 minutos en una taza de agua. Lo dejamos reposar unos minutos, lo colamos y ya estará listo para el consumo.

Podemos añadir canela a este té, para hacerlo más sabroso. Además ayuda a trasmitir calor al cuerpo en épocas de frío.

Otra forma de consumir esta raíz es preparando *agua de jengibre*. Para elaborarla se ralla directamente el jengibre en agua caliente con un chorro de limón. Un vaso por la mañana, en ayunas, ayuda a eliminar las toxinas de nuestro cuerpo y no requiere tanto tiempo de elaboración como la infusión.

Otras alternativas

A mucha gente le ayudan las *bebidas de cola*. No es el remedio idóneo, por las altas dosis de azúcar que contienen, pero hay momentos en que no estamos para descartar ninguna opción.

La *acupuntura* es otra manera de aliviar estos síntomas.

Y si nada nos calma, podemos optar por las *pastillas de hierbas relajantes*, como las elaboradas con valeriana. Ayudan a dejar que trascurra el día, en un estado de tranquila somnolencia.

Así, poco a poco, las nauseas van remitiendo y al cabo de dos o tres días desde el momento del «chute» ya no las notaremos. Ésta fue la opción que mejor funcionó conmigo. Soy muy sensible a las nauseas, y las pastillas que recetaban en el hospital no me hacían efecto.

El jengibre y la acupuntura me aliviaban, pero no acababan con los síntomas. Así que lo mejor que pude hacer fue armarme de paciencia y dejar pasar los días.

Por otra parte, conviene cuidar el estómago para facilitar las digestiones y recuperar la flora intestinal que se va perdiendo. Se puede recurrir a los *protectores de estómago*, preferentemente a los elaborados con productos naturales. Existe un protector de estómago con una base de aloe vera que se dispensa en unos sobrecitos y funciona muy bien. Si este producto resulta difícil de encontrar, se puede utilizar directamente aloe vera en zumo.

Para mantener en forma la *flora intestinal* existen también unos productos naturales que ayudan a repoblar el ecosistema del aparato digestivo. Son los probióticos, productos que contienen las bacterias que se van perdiendo a consecuencia de la quimioterapia, y son fundamentales para hacer una buena digestión y absorber mejor los nutrientes.

No sé qué comer. No me apetece nada

Una consecuencia directa de las nauseas es la falta de apetito. Si no apetece comer, lo mejor es no forzar al cuerpo los primeros días y dejar que pase el momento crítico, como hemos visto en el apartado anterior.

A la hora de sentarnos a la mesa, podemos optar por alimentos suaves, sin salsas: *pescado blanco cocido, caldo de verduras, compota de manzana* (*véase* receta), *verduras al vapor*... En el hospital recomiendan yogures. Mi propuesta es recurrir a *postres vegetales* de avena o de almendra (no de soja).

Receta de compota de manzana

Se lavan y pelan las manzanas. Se cortan en trozos pequeños y se meten en una olla. Se añade un chorro de limón para que la fruta no se oxide y conserve sus nutrientes, canela en rama o en polvo y, si se desea, jengibre rallado o en trozos. Se añaden a la olla uno o dos dedos de agua y se deja cocer a fuego lento entre 20 y 30 minutos. Conviene ir removiendo la compota, y añadir agua si se ha evaporado. A medida que se vaya estimulando el apetito, se puede introducir en la dieta la crema Budwig.

La crema Budwig

La doctora Johanna Budwig (1908-2003) fue una bioquímica alemana que desarrolló un complejo y extenso protocolo para la curación a través de la nutrición fundamentalmente. Comprendió que la mayor parte de enfermedades tenían sus causas en cuatro factores:

- La acumulación de toxinas en nuestro organismo
- Un sistema inmunitario débil
- Un pH ácido
- La privación de oxígeno

A partir de ahí, la doctora Budwig investigó cómo los alimentos y sus diferentes combinaciones podían, en cantidades adecuadas, provocar cambios en el organismo hasta el punto de lograr la curación.

Centró su programa de alimentación en la ingestión de ácidos grasos omega 3, frutas y verduras frescas, y en su famosa *crema Budwig*, basada en la combinación de ácidos grasos y proteínas.

Budwig hizo siempre hincapié en la necesidad de preparar la crema al momento para su consumo inmediato, y en utilizar exactamente los ingredientes que ella especificaba, ya que es la fusión de sus componentes la que provoca los cambios a nivel molecular (facilita la oxigenación del organismo y se absorbe con rapidez).

Receta de la crema Budwig

Hoy en día esta receta ha sido revisada y se contemplan variantes, como la que utiliza cuajados de leches vegetales en lugar del requesón.

Me ha parecido adecuado recoger una receta con opciones variadas. Eso sí, es importante que los ingredientes sean ecológicos y de primera calidad, y los aceites, de primera presión en frío.

Ingredientes
- 3 cucharaditas de yogur desnatado o queso bajo en grasas (20 por 100). Puede utilizarse cuajado de leche vegetal
- 2 cucharaditas de aceite lino o germen de trigo o girasol
- Zumo de medio limón
- 2 cucharaditas de frutos secos o semillas, crudos y recién molidos (sésamo, lino, piñones, nueces, pipas de calabaza o girasol, almendras, avellanas…)
- 3 cucharaditas de uvas pasas, o ½ plátano maduro, o 2 higos secos, o 3 ciruelas pasas
- 2 cucharaditas de cereales crudos y molidos al momento (avena, mijo, arroz integral, cebada, espelta, centeno o trigo sarraceno)

Emulsionar primero el aceite con el yogur o cuajado vegetal, batiendo la mezcla unos 10 minutos. Añadir el resto de ingredientes.

La crema Budwig se acompaña con una infusión y fruta de temporada.

Piel y mucosas resecas

La sequedad de la piel y de las mucosas varía mucho de una persona a otra. Yo tardé mucho en notar la piel seca, quizás porque siempre me he hidratado el cuerpo. Donde la percibí más claramente fue en la cara. La sequedad, sumada a los kilos que perdí, profundizó mis líneas de expresión, aparecieron arrugas nuevas… Parecía como si de repente me hubiera echado cinco años encima. Pero eso, como muchas otras cosas, también se pasa. Se vuelven a recuperar la buena cara, la piel lisa y el tono de salud. Hay algunos trucos que nos pueden ayudar. Mi preferencia es utilizar productos naturales, muy hidratantes, que favorezcan la regeneración de las células. Las cremas con productos químicos exigen al organismo un esfuerzo extra, pues penetran en la piel y obligan al cuerpo a trabajar el doble, para metabolizar esos productos y también para eliminar las toxinas. En torno a este tema existe mucha controversia ya que los detractores de los parabenes (las sustancias a las que nos referimos) opinan que el cuerpo no es capaz de metabolizar toda la química que absorbe, y por tanto se acumula en nuestros tejidos, provocando enfermedades, en concreto cáncer de mama. Al hablar del uso de aceites, siempre nos estaremos refiriendo a aceites ecológicos y de primera presión en frío. Sólo así nos aseguramos de que sus propiedades no se alteran.

Para la piel

Si el tumor es hormonal, conviene evitar el aceite de rosa mosqueta. La rosa mosqueta contiene estrógenos, las hormonas de las que se alimentan los tumores hormonales. Como alternativa, existe el aceite de germen de trigo, también muy hidratante y de alto poder regenerador gracias a su vitamina E.

Recetas

Para el cuerpo
Mezclar aceite de germen de trigo y aceite de nuez de macadamia a partes iguales. El aceite resultante es perfecto para hidratar el cuer-

po a diario después de la ducha, tanto sobre la piel mojada como sobre la piel seca.

Para la cara

Si el cutis está muy seco, por la mañana mezclaremos unas gotas de aceite de germen de trigo en agua de rosas y la aplicaremos suavemente. Después se deja secar. Por la noche, podemos repetir la operación, e incluso utilizar el aceite directamente, sin rebajarlo con agua. El aceite de germen de trigo es sensible al sol, por eso si no está rebajado es mejor utilizarlo por las noches. No es conveniente aplicarlo directamente sobre los párpados, porque les da peso.

Para las cicatrices

Una vez se ha cerrado la herida tras una intervención quirúrgica, podemos ayudar a su cicatrización aplicando directamente sobre ella aceite de germen de trigo. El gel de aloe vera puro también se puede incluir en el tratamiento, ya que es un potente regenerador. Podemos repetir la aplicación hasta cuatro o cinco veces al día.

Para la boca

Pueden aparecer llagas. A mí me ocurrió de repente, al cambiar de tratamiento. Pasé dos días difíciles, sin poder comer a causa del dolor. Por otra parte me aparecieron hongos en la boca y en la tráquea que también tuve que tratar. Para prevenir y aliviar la aparición de llagas en la boca podemos hacer enjuagues con agua de tomillo, que se hace como una infusión. Otra opción, de la cual es preferible no abusar porque puede dañar el esmalte dental, es enjuagarnos con agua y bicarbonato tras lavarnos los dientes. Ambos productos ayudan a desinfectar. Tras la limpieza bucal, podemos aplicarnos aloe vera directamente en las encías. El aloe vera se puede consumir además en forma de zumo o jarabe, que limpiará y calmará la tráquea y nos ayudará a combatir los hongos. También hay productos de farmacia que calman la irritación de las encías y las aftas. Respecto al tratamiento de los hongos, suele ser largo y requerir el empleo de fungicidas. Las medidas naturales que hemos visto ayudan, pero una vez se han instalado los hongos, no suelen ser suficientes y es necesario recurrir a productos farmacéuticos. Lo habitual es tomar un jarabe después de cada comida durante semanas, incluso meses. Así que si por medio de la prevención se puede evitar llegar a esos extremos, mejor.

Para los ojos

Si un día te despiertas por la mañana y se te enganchan los párpados, o si, de repente, te empieza a picar mucho un ojo sin motivo aparente, seguramente es que tienes los ojos secos. Puede ocurrir en cualquier momento, una vez comenzado el tratamiento de quimioterapia. Por eso, es preferible no llegar a esta situación de necesidad e ir hidratando los ojos antes de que ellos mismos nos lo pidan. Este consejo está especialmente dirigido a las personas que nunca han tenido problemas oculares, pues les cuesta más comprender el lenguaje en que nos hablan nuestros ojos, y entender que estas molestias son la manera que tienen de comunicarnos que están secos. Lo más sencillo es recurrir a la lágrima artificial, que se adquiere en las farmacias y se puede utilizar tan a menudo como sea necesario. En plena quimio yo me la ponía tres y cuatro veces al día. Ahora, aún la necesito por la mañana, ya no sé si porque me he acostumbrado o porque de verdad tengo la conjuntiva más seca. La lágrima artificial es un producto compuesto básicamente de agua, sin agentes químicos. Su composición varía. En algunos casos, las que se encuentran en la farmacia contienen conservantes y estabilizantes. Existen lágrimas artificiales elaboradas con productos totalmente naturales y también homeopáticas, que son una muy buena opción, si bien son más caras y difíciles de encontrar.

Para la zona vaginal

También la vagina se puede ver afectada por la sequedad. Es frecuente sentir picores y disminución del flujo. Puede parecer incluso que se ha perdido flexibilidad en la zona. También puede ocurrir que aparezcan hongos, o que se formen pequeñas heridas. Una buena forma de ayudar a nuestro cuerpo durante este período es proporcionarle esa flora que tiene el organismo y que sirve de defensa ante las infecciones y agresiones externas. La quimioterapia también la ataca, al igual que al resto de células de división rápida. Existen unas cápsulas (u óvulos) completamente naturales, que se introducen por vía vaginal a lo largo de diez días consecutivos. Son una combinación de probióticos que regeneran la flora vaginal y no tienen contraindicación alguna. Es uno de esos productos que vale la pena utilizar de vez en cuando, no hace falta esperar a estar en tratamiento o enfermo para recurrir a él. Un aporte extra de estos microorganismos nos ayudará a defendernos mejor y mantener la flora equilibrada. Se encuentran en cualquier farmacia que disponga de productos naturales. Existen también unos aceites y jabones íntimos que ayudan a hidratar, protegen de las cándidas y calman los picores. Estos productos suelen incluir una mezcla de aceites esenciales desinfectantes, entre ellos el del árbol de té. Sirven además como lubricante vaginal durante las relaciones sexuales. Vale la pena mencionar el tema del sexo, porque un tratamiento como éste suele afectar este aspecto de nuestra vida por varias razones: la primera es que si te encuentras cansada seguramente no te apetecerá mantener relaciones como otras veces. La segunda razón es que a lo mejor te apetece, pero el cuerpo no te responde. Y la tercera es que puedes caer en pensamientos negativos, entrar en la peligrosa rueda de creer que no resultas tan atractiva como antes porque estás algo cambiada. Seguramente existen más motivos, pero no se me ocurren. Estos tres ya son de por sí suficientemente importantes. Y si durante el proceso nos encontramos en una de estas situaciones, creo que es bueno recordar una vez más que es pasajera. Cierto es que la sequedad vaginal puede tardar bastante en reequilibrarse. No estarás como nueva el día después de la última sesión de quimio. Pero, con tiempo, y aplicando los truquillos que he referido, notarás una recuperación muy significativa. Por otra parte, éste puede ser un buen momento para explorar una nueva aproximación al sexo, con más preliminares. La penetración no es fundamental, es sólo una parte a la que se puede llegar después de los juegos y las caricias.

No tengo ganas de nada. Estoy cansada

Hay dos tipos de cansancio: el físico, ése en el que el cuerpo no tira, y el psicológico, que puede vivirse como dejadez, pérdida de interés por las cosas...

Está bien escucharse y no forzar demasiado al cuerpo si te pide descanso. Pero si te acomodas en esa apatía y en esa falta de ganas de hacer cosas, cuando el cuerpo comience a responder te será más difícil remontar. Es un círculo vicioso: cuanto menos te mueves, menos te apetece moverte. Vale la pena mantenerse algo activa, recurrir a actividades e incluso terapias alternativas que nos ayuden a socializarnos y a mantener el «tono».

El sólo hecho de levantarse por la mañana y ducharse se puede convertir a veces en todo un logro. Está bien reconocerlo. Y está bien hacerlo cada día, como rutina. Es la manera de ponerse en marcha y prepararse para el nuevo día, remontando la debilidad. Un simple paseíto, salir a comprar el pan, o echar un vistazo a las plantas de la casa ya nos ayuda a mantener el ánimo. Intenta hacerlo cada día, porque la ducha y el paseo alejarán esa sensación de enfermedad tan desagradable. Curiosamente, los tumores de mama no te hacen sentir mal. Es el tratamiento curativo el que causa estos síntomas. Resulta algo extraño y difícil de aceptar que una enfermedad no te haga sentir enferma, y en cambio el tratamiento sí. Pero es así. Por consiguiente, si estamos débiles no es que estemos enfermos, sino que nuestro cuerpo está trabajando al límite para asimilar todas las sustancias que se le inyectan y para recuperarse. Ayudémosle. Y ¿cómo?

Por un lado, manteniéndote activa física e intelectualmente. Normalmente pedirás una baja laboral. Trata de seguir haciendo cosas que te motiven y te diviertan... Escribir, tocar un instrumento, leer, cocinar, quedar con amigas, ir al cine... Es el momento de hacer algo de voluntariado puntual, si alguna vez te lo has planteado. Puede ser desde casa, ayudando a una ONG con el papeleo, por ejemplo, o puede ser en un banco de tiempo, organizando visitas al mercado para explicar a otra gente cómo se eligen la fruta y el pescado. Es buen momento también para comenzar a pintar, si eso es lo que siempre has querido hacer; para llenar la casa de puzles; o para hacer maquetas. Si la exigencia no es extrema, siempre será positivo tener algo que hacer, que nos mantenga ocupadas y nos haga sentir útiles. Creo que uno de los sentimientos más difíciles de sobrellevar es el de sentirte un poco un estorbo, porque no puedes ir al mismo ritmo que ibas antes… Busquemos la mejor manera de evitarlo colaborando en la medida en que nos sea posible tanto en casa como fuera, sin desfondarnos.

El tratamiento es largo, y no tiene ningún sentido acabar extenuada cada vez que te pones en marcha. Cuando pienso en nuestra dinámica corporal me acuerdo de las calefacciones de las casas de montaña, y en cómo la gente que mantiene la casa cerrada durante cinco días y sube sólo el fin de semana explica que es mejor dejar la calefacción encendida bajita y mantener la casa un poco caliente, en lugar de tratar de calentarla de golpe cuando llegas, porque estos picos bruscos consumen mucha más energía. Con nuestro cuerpo pasa un poco lo mismo. Es mejor mantener una actividad constante y diaria, sin grandes altibajos, sin agotamientos, que esperar a la tercera semana después del tratamiento, en que nos sentimos mucho más fuertes, para hacer de golpe todos los recados que hemos ido dejando pendientes.

Ya hemos visto la importancia de la alimentación, así que no hace falta profundizar en el tema. Lo que es evidente es que cuanto más fácil se lo pongamos al organismo, menos energía malgastará tratando de digerir y procesar alimentos muy complejos.

El ejercicio suave (paseos, piscina, yoga…) mantendrá nuestro cuerpo en movimiento. La sangre circulará mejor, y se eliminaran más fácilmente las toxinas que sobran.

Mi cabeza no funciona como antes

No se habla mucho de los efectos del tratamiento en cuanto a la capacidad de razonar, concentrarse, analizar las cosas, tomar decisiones… Pero esos efectos existen, y ahora se les empieza a dar un nombre. En términos médicos se denomina «afectación cognitiva inducida por la quimioterapia». En inglés la llaman *Chemobrain*, que se ha traducido a nuestro idioma como «quimiocerebro».

Podemos considerar normal cierta pérdida de facultades psíquicas durante la quimioterapia. Nos inyectan sustancias muy agresivas que merman todo nuestro ser. Y creo que la mejor forma de sobrellevarlas es reconocerlas, no darles mayor importancia y no culparnos por no poder mantener el nivel que manteníamos sin tratamiento.

La falta de concentración puede ir asociada a problemas de motricidad, ya que los reflejos no están tan despiertos como antes. Así, por ejemplo, no sería extraño que al abrir la puerta de un armario te golpeases la cabeza con ella por haber calculado mal la distancia. Es mucho más fácil pillarse un dedo, chocar con muebles, que se te caigan las cosas de las manos... A veces sólo somos realmente conscientes de las facultades que hemos perdido cuando nos hemos recuperado, porque como van desapareciendo paulatinamente, nos acostumbramos a vivir la situación como normal. Pero, cuidado, no lo es. Y en muchos casos no se está en condiciones de conducir, pues no somos capaces de procesar tantos estímulos o nuestros reflejos no están tan despiertos. Es muy importante tener todo esto en cuenta.

A medida que se deja atrás el tratamiento se recuperan las facultades. Ya no nos olvidaremos las llaves en cualquier punto de la casa imposible de recordar, o al menos no tan a menudo, aunque es posible que algunos de estos síntomas perduren en el tiempo. Haces una lista de la compra y te la olvidas en casa; tomas decisiones complejas y razonadas, y al cabo de un tiempo no recuerdas qué proceso cognitivo te llevó a tomar esa decisión... Es como si de vez en cuando, la información que se encuentra almacenada en el cerebro permaneciera inaccesible, como si una nube la ocultara, aunque de alguna manera sabes que está ahí. No es un olvido permanente, porque en algún momento la niebla se disipa y se vuelve a ver y recordar con claridad aquel razonamiento, o aquel el lugar donde se habían quedado las llaves.

Pueden darse situaciones violentas, como por ejemplo la de que una amiga te cuente cosas muy personales que escuches con toda la atención, y al cabo de unos días no lo recuerdes. Es fácil optar por decir que no estabas prestando atención, pero no es así. Estabas presente con tus cinco sentidos, y la información se ha ido...

A lo mejor te cuesta recordar el número secreto de tu tarjeta de crédito (algo que antes nunca te ocurría), y cuando vuelve a ti de nuevo, te parece increíble que lo hayas podido olvidar. Puede resultar complicado hacer asociaciones, o incluso comprender películas de tramas elaboradas.

Si tienes a una persona mayor cerca que comience a sufrir pérdidas de memoria, seguramente la podrás comprender mucho mejor. También puede que la situación te recuerde a la que describen muchas embarazadas. Se experimenta una pérdida de atención aparente y una dificultad de retención en la que memorizar un número de teléfono, por ejemplo, resulta toda una aventura. Los médicos comienzan ahora a estudiar estos efectos secundarios, que no achacan únicamente a la quimioterapia. Se ha podido comprobar que es una secuela recurrente en enfermos de cáncer de mama y de Hodgkins, fundamentalmente porque son los enfermos con una supervivencia más alta y más larga, que superan la enfermedad completamente, pero que a medio y largo plazo continúan notando los efectos negativos de los tratamientos.

En caso de experimentar estos síntomas, u otros parecidos, es útil hacer puzles, crucigramas, juegos de habilidad mental, leer, y además puedes incluir en la dieta los ácidos grasos omega 3. No tires la toalla, ni des por hecho que durará toda la vida, porque no tiene por qué ser así. Muchas personas experimentan una enorme mejoría durante el segundo año después del tratamiento. Ya sabemos que la medicación es muy agresiva, y nuestro cuerpo necesita tiempo para recomponerse. Así que lo mejor es darle el tiempo que precise, sin agobiarse ni deprimirse.

Me pasan cosas raras. Otros efectos secundarios

Otros efectos secundarios que pueden aparecer, aunque sean menos conocidos:

Pérdida de visión

Se percibe como una dificultad considerable a la hora de tratar de enfocar, la vista se cansa y la letra pequeña no se ve tan definida como antes. Normalmente, se recupera al cabo de un tiempo. Es posible que estos síntomas se solapen con el comienzo de la presbicia o vista cansada, a partir de los cuarenta años. Lo mejor es no darle importancia y dejar pasar unos meses tras finalizar el tratamiento antes de ir a graduárnosla.

Caída de las uñas

No pasa con todos los tratamientos de quimio, y tampoco le pasa a todo el mundo. Además, la intensidad varía mucho. Hay personas a las que se les cae toda la uña, y a otras sólo se les despega un poco. En otros casos se vuelven amarillas y opacas, como las de los ancianos... Asegúrate de que están bien cortadas, y si ves que se mueven, ponte un esparadrapo para evitar que se te enganchen en los objetos que tocas. Poco más se puede hacer. Evita las manicuras, para evitar heridas e infecciones, pero si quieres pintártelas, no está de más ¡siempre te dará un toque de color!

Cosquilleo en las extremidades

Este síntoma puede acompañar al de la caída de uñas descrito anteriormente, pero no siempre es así. A veces, debido al tratamiento, las terminaciones nerviosas se ven alteradas, y es posible sentir adormecidos y acartonados los dedos de las manos y pies, y las palmas. Conviene estimularlos y mantenerlos activos practicando ejercicio suave, caminando, abriendo y cerrando las manos e incluso masajeándolas. La sensación suele desaparecer, pero es de recuperación lenta. En mi caso, todavía siento las plantas de los pies un tanto entumecidas, les falta flexibilidad, y en los dedos de las manos no tengo la misma sensibilidad que tenía, pero ha mejorado mucho desde aquellos primeros síntomas que noté durante el tratamiento. Ahora es más que nada una sombra de lo que era, con la que me he acostumbrado a vivir sin darle mayor importancia.

Saliva

Es uno de esos efectos secundarios raros, y molestos. Además está poco documentado, y no existe medicación para combatirlo. Sólo conozco otra situación en la que esto suceda a veces y es durante el embarazo. La salivación puede comenzar inmediatamente después de haberte suministrado la medicación, y no ocurre necesariamente durante el primer ciclo de quimioterapia. Va remitiendo a medida que pasan los días, hasta regularse completamente. Una manera de controlar el exceso de salivación consiste en masticar chicle, pero hay momentos en que su producción es tan intensa que la única solución es llevar encima un pañuelo o ir directamente a escupirla en el lavabo.

Falta de coordinación

Es frecuente que te encuentres lenta, y que choques con armarios y muebles mucho más de lo habitual. Tus reflejos no responden como estás acostumbrada, y te cuesta moverte. Pero comprobarás que simplemente saber que es una consecuencia de la medicación ayuda a sobrellevarlo con naturalidad.

Emocionalidad y otros sentimientos

Seguramente te notarás más sensible, más blandita... Además, a veces puede ser que te enredes en pensamientos obsesivos ante los cuales antes encontrabas una solución y una salida inmediata. La quimioterapia puede dejarte en ocasiones sin algunos de los recursos con los que enfrentarte a situaciones del día a día, y una simple llamada telefónica a la tintorería, por ejemplo, puede suponer un gran esfuerzo. Nos encontramos mucho más *inseguras*. También es posible que comentarios de la gente, en principio triviales, te molesten o te duelan. El corazón está a flor de piel, y es más fácil que lloremos, que nos sintamos solas, incomprendidas, desgraciadas... Son momentos de fragilidad, consecuencia muchas veces de la quimio. Pero son efectos secundarios, y también se pasan. Queda el recuerdo, lo cual es una suerte porque poco a poco te vas dando cuenta de que vuelves a ser tú y que esas tareas que antes resultaban imposibles ahora son de nuevo pequeñas gestiones sin importancia.

Capítulo Ocho

VIVIR DURANTE EL TRATAMIENTO. PEQUEÑAS VICTORIAS

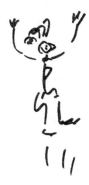

A estas alturas es posible preguntarse: «¿Por qué no me habían dicho todo esto?». Pues, muchas veces, porque la gente que te rodea no tiene acceso a esta información. Por mucho que alguien lo estudie en los libros, la gran maestra de la vida sigue siendo la propia experiencia. Además, gran parte de la información que he ido compartiendo a lo largo de estas páginas proviene de fuentes de conocimiento diferentes a la puramente científica, que se utiliza en nuestro mundo occidental habitualmente y que se enseña en los colegios. De pequeños aprendemos biología, ciencias naturales, matemáticas, pero no nos enseñan acerca de la estrecha relación entre cuerpo, emociones y mente. No aprendemos cómo lo que sentimos va dejando una huella en nuestro organismo. Ni cómo dentro de nosotros fluye la energía, indispensable para el correcto funcionamiento de nuestro cuerpo y de nuestra psique. Una energía que si por la razón que sea se bloquea acabará generando desequilibrios en nuestra salud.

Estas fuentes de conocimiento minoritarias a las que me refiero no son necesariamente menos válidas por el hecho de ser menos conocidas. Son opciones diferentes que aunque permanecen en un segundo plano son, al igual que la medicina convencional, accesibles. Únicamente necesitamos que alguien nos indique por dónde comenzar.

Al margen de lo bien que se vayan superando los distintos tramos del camino, una cosa es cierta: el proceso se hará largo. Y por ello es importante valorar los pequeños logros, celebrarlos y tener en mente que cada vez queda menos por andar. Si tienes un ciclo cada tres semanas, aprovecha la tercera y disfrútala. Ve a ese restaurante, queda con una amiga, ve al cine, pasea…, no te encierres…, no pienses en la siguiente sesión de quimio… Trata únicamente de disfrutar de cada día sin permitir que el desánimo te venza. La vida te sorprenderá, seguro, con pequeños, y no tan pequeños, regalos.

Dos o tres días después de mi primera sesión de quimio, me arreglé para salir a la calle con mis pelillos nuevos y mi pañuelito. Recuerdo que hacía sol, y me puse unas gafas. Me había puesto unos vaqueros y una camiseta, y me había pintado un poco, porque ya empezaba a notarme algo pálida. No me sentía ni bien ni mal, sólo extraña… Creía que llevaba escrito en la cara que estaba haciendo quimio, y que todo el mundo me miraba y se daba cuenta de ello. Hasta que pasé al lado de unos trabajadores que estaban en una obra, a pie de calle. De repente… ¡¡¡Me silbaron!!! Hacía años que no me silbaban por la calle. Y me sentí tan sorprendida, tan agradecida, que empecé a reír de pura alegría. No podía parar. Hasta llamé a una amiga por teléfono en ese momento para contárselo y reírnos juntas. Fue un auténtico subidón de adrenalina. Me sentí guapa y segura. Mi hizo gracia pensar en ¡lo que tiene una que llegar a hacer para que le vuelvan a silbar por la calle!

Fui consciente de mi propia reacción, tan positiva. Y pensé en que si hubiera reaccionado de otro modo, cosa que habría sido posible, me habría quedado sin sentir toda la felicidad que sentí. Podría haberme enfadado, haber tomado aquel silbido como un acto sexista, o podría haberlo ignorado… Pero opté por disfrutarlo a tope. Si cuento todo esto, es para hacer hincapié una vez más en la importancia de mantener una actitud positiva hacia la vida en general. Esta experiencia me sirvió para comprender hasta qué punto mi propio posicionamiento podía cambiar la vivencia de una misma experiencia y permitirme estrujarla al máximo.

Otro de mis recuerdos increíbles comenzó un domingo a la hora de comer. Habíamos quedado con dos amigos. Uno de ellos había venido desde Madrid a pasar el fin de semana. Después yo había quedado con unas amigas para hacernos una sesión de fotos (asuntos de trabajo) con vistas a publicar algunas en una web.

La comida fue estupenda, divertida. A la hora de volver, mis amigos nos acompañaron hasta casa, para tomar un café y descansar un poco antes de comenzar la sesión de fotos, en el Centro de Salud con el que colaboro, al lado de mi casa…

Me arreglé, cogí las cámaras, y allá que me fui. Josep se empeñó en venir conmigo para llevar el material. No era en absoluto necesario. No sabía si me estaba sobreprotegiendo, me resultaba algo extraño, pero fuimos juntos. Al llegar, las dos amigas con las que había quedado me acompañaron a la sala grande del Centro, donde haríamos las fotos. Al abrir la puerta, me encontré el suelo lleno de velas encendidas, muchas caras amigas que se dibujaban en la penumbra, y dos amigos más tocando música de kora[6] allí mismo, en directo.

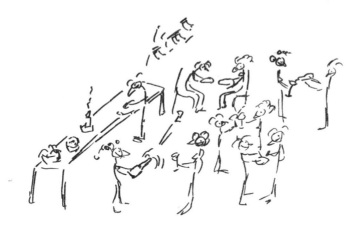

Fue una fiesta preciosa. Había más de veinte personas, dándome su apoyo y su cariño. Aún no había acabado la quimio, y lo organizaron pensando precisamente en darme la sorpresa durante el tratamiento porque era en-

---

6. La kora es un instrumento de veintiún cuerdas típico del África Occidental. Su sonido es parecido al del arpa, y su música, suave y relajante.

tonces cuando querían darme ánimos y fuerzas, en ese momento en que aún estaba debilucha. En una pizarra de la sala, escrito con letras enormes, se leía «Teresa, te queremos».

Tras demostraciones así, una sólo puede dar gracias a la vida, a la gente, y dejarse llevar...

Otros fantásticos regalos fueron llegando y los fui celebrando de una u otra manera.

La última sesión de quimio

Que ya no sentí tan fuerte como el resto, y fue el comienzo de la parte fácil del tratamiento. A partir de ese día, me sentiría cada vez mejor.

El final del tratamiento

Esta vez fuimos Josep y yo quienes organizamos otra fiesta con todos nuestros amigos. Si acabé la radio a finales de julio, la fiesta fue a finales de septiembre.

El día que me vino la regla

Supuso para mí la vuelta a la normalidad, el pasar página. Nos fuimos a cenar y a brindar por ello.

Aquella vez en que me miré al espejo y sonreí encantada al ver que volvía a tener la piel grasa. Nunca pensé que me alegraría de recuperar mis puntos negros.

La operación

Ése era para mí realmente el final del tratamiento duro. Aunque tardara en recuperarme, sabía que ya no me quedaban por delante más visitas al hospital para recibir un tratamiento que me hicieran sentirme como un trapo.

La última sesión de radio

Todo el personal que trabajaba en la sección era encantador. Hacían verdaderos esfuerzos por ser puntuales y pasar a cada paciente a su hora. Era todo tan rápido que apenas había tiempo de charlar. Nunca vi una mala cara ni una actitud desganada. Supongo que en parte por eso, en parte porque el final de la radio suele suponer el final de las visitas continuadas al hospital, te sientes tan agradecida que quieres trasmitirlo de alguna manera... A mí se me ocurrió hacerles un pan casero como pequeño detalle, aunque ya sé que hacen su trabajo, aunque ya sé que no es necesario. Cuando se lo di, todavía estaba caliente, y dejó toda la planta impregnada de su aroma.

El día en que me quité la peluca

Ése sí que fue un gran día. Me hice fotos para poder mirarme bien desde todos los ángulos antes de tomar la gran decisión, y un poco insegura, me fui a comer fuera con Josep y otros amigos a un pueblo para mí desconocido. Era una prueba, pero fue tan bien y me sentí tan cómoda que me resultó imposible volver a ponerme los pelillos del Buff.

Pequeñas victorias como la que aquí cuento las tenemos todas. Y hay muchas más. Pequeños pasitos que para mi fueron fundamentales. A veces, cuando veo a personas que se han quedado ancladas en la experiencia del tratamiento y sufren por su mala suerte y su mala salud, me da pena observar que ignoran sus pequeños triunfos, que sólo se fijan en lo que no funciona como a ellas les gustaría, por eso se sienten tan mal.

Capítulo Nueve

¿Y AL ACABAR? POSIBLES SECUELAS

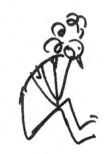

Una vez acabado el tratamiento aún queda trabajo por hacer para recuperarse del todo. A veces quedan secuelas que pueden llegar a ser muy duraderas, incluso permanentes. Tras todo lo que el cuerpo ha soportado a lo largo de estos meses, es lógico que necesite al menos dos años más para encontrar su equilibrio. Durante este tiempo, es aconsejable mantener ciertos cuidados básicos (seguir hidratando la piel, hacer ejercicio, comer sano), y observarse.

Curiosamente, durante todo el tratamiento anhelas que acabe para que todo vuelva a ser como antes. Sabes que necesitarás un tiempo para recuperarte y que siempre tendrás una cicatriz en el pecho, pero piensas que podrás subirte de nuevo al mismo tren del que te bajaron y retomar las cosas donde las dejaste, volver a hacerlas como antes lo hacías.

En realidad, nada vuelve a ser lo mismo, porque nunca es así. La vida es cambio, siempre, sobre todo cuando vivimos experiencias intensas: no nos encontramos la misma realidad tras un gran viaje, tras un cambio de trabajo, tras conocer a tu pareja o tener un hijo, tras comenzar la carrera o mudarte a otra ciudad.

Tras este proceso tampoco recuperaremos la misma vida que dejamos atrás, sino una vida que ha evolucionado gracias al paso de casi un año entero. Todo tu entorno tendrá un año más. Y tú, evidentemente, habrás acumulado experiencias, recuerdos, grandes dosis de cariño, y confianza en ti misma. Todo eso ya es mucho. No hace falta ir aún más allá y buscarle más «sentido» a la experiencia. Porque a veces te dirán: «Debes de haber aprendido mucho». Un elogio que quizás aumente la presión que sentimos hacia lo que se espera de nosotras. Parece que no es suficiente con lo que has pasado, sino que además tienes que haber aprendido de ello. La sociedad considera que le has visto las garras a la muerte y has sobrevivido, por tanto te has convertido en una persona sabia. Pero, en tu vivencia, ni te has sentido cercana a la muerte, ni has acumulado grandes experiencias de aprendizaje diferentes a otras etapas de tu vida, ni, por supuesto, te sientes más sabia… Son todos los pasos los que dan sentido al camino y te van haciendo sabio. Cuando sufrimos un desengaño amoroso nadie nos pregunta si somos más sabios. ¿Por qué lo hacen ahora? ¿No habrá incluso un poco de «morbo» en esa idea de jugarse la vida?

Yo soy la primera que viví el tratamiento como un proyecto empresarial más en mi carrera de mujer emprendedora, con un principio y un final. Ocho sesiones de quimioterapia, una intervención quirúrgica, la radioterapia… Y, después, a cerrar la carpeta y seguir adelante.

Sin embargo, aunque puse mucha energía en que mi vida después del tratamiento continuara como si realmente el tema estuviese cerrado y superado, no fue exactamente así. Mi intención no era esconder o negar mi bulto en la mama. Simplemente no quería que la experiencia me marcara hasta el punto de determinar y condicionar el resto de mi vida. No quería tenerla presente para siempre, porque creo que la vida son el conjunto de muchas experiencias, más o menos importantes. Y tras la que acababa de vivir, quería centrarme en las que aún están por venir; muchas de ellas maravillosas, y otras seguramente también duras. Curiosamente, a medida que dejaba atrás el tratamiento, la vivencia del proceso, en lugar de diluirse, se hacía más intensa.

Acabé la radioterapia a finales de julio. En agosto estuvimos descansando en la montaña, caminando, disfrutando de la tranquilidad y de los buenos amigos.

Durante el tratamiento de radio, en el mes de julio, pedí que me extrajeran el portacath. Tuve que reunir las autorizaciones de varios médicos, ya que normalmente te lo dejan puesto durante los cinco años que duran los controles, pero en mi caso habíamos acordado en su día con el oncólogo que lo haríamos de esta manera. Era mi condición para acceder a colocarme el portacath. Yo quería volver a mi vida normal, y entre mis actividades se encontraba la de hacer inmersión, incompatible con el catéter. ¡Lo necesitaba! Así que en septiembre nos fuimos de vacaciones unos días, a bucear.

Fue una semana relajada. Nuestros únicos planes del día eran comer y bucear. Sonaba estupendo. Me untaba todo el cuerpo con varias capas de crema solar de protección extrema, y con mi gorrito y mi camisa de manga larga, paseaba por la isla hasta que me ponía el traje de neopreno.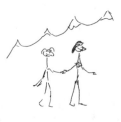

La inmersión no requiere gran pericia, ni supone un excesivo esfuerzo. En algún momento se pasa calor y el traje y la botella de aire pesan en el cuerpo, pero al margen de eso, es una actividad tranquila.

Realmente, estaba dejando atrás todo el proceso, y podía reencontrarme con mi vida con plena normalidad, olvidándome del año vivido. Con estas vacaciones, y buceando, daba por terminado mi tratamiento. Bucear suponía para mí volver a hacer aquellas cosas de las que había tenido que prescindir durante ese tiempo. Por tanto, ya estaba: etapa cerrada. O eso creía yo. Al volver a casa en septiembre, para comenzar donde me había quedado un año atrás, me di cuenta de que el brazo derecho estaba algo más hinchado que el izquierdo. Me habían hablado del linfedema, pero según los médicos, sólo afectaba al 10 por 100 de las mujeres, normalmente personas poco activas y de edad avanzada. Así que ¿por qué me iba a tocar a mí?

El linfedema

Pues me tocó. Al principio pensaba que en cuanto dejara de mover el brazo la hinchazón desaparecería. Creía que era algo temporal, resultado del esfuerzo realizado durante las inmersiones. No sabía muy bien a dónde acudir. De todos mis médicos, ninguno me había dejado un teléfono en caso de percibir síntomas como los que tenía, y para mi siguiente visita quedaba más de un mes.

Me sentía perdida. Empecé a buscar información en Internet y a hablar con algunas personas. También comencé con los drenajes linfáticos, confiando en que en cinco sesiones el brazo volvería a su tamaño normal.

Al cabo de dos meses, el brazo seguía igual. Pero por fin había conseguido localizar al equipo de expertos en linfedema de Barcelona. Pude entrar en el circuito y comprender un poco mejor en qué consistía esta secuela. Me di cuenta además del enorme desconocimiento existente, y de la poca información y seguimiento que ofrecían en el hospital. Una vez te han «salvado la vida», los médicos se desentienden del estado en que te quedas. Les preocupa una posible recaída, pero no las secuelas, pues, al fin y al cabo, como según parece te han salvado de una muerte segura… ¿de qué te quejas?

El linfedema es una hinchazón de los tejidos blandos del cuerpo que re-

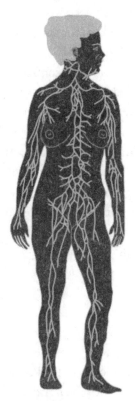

sulta de la acumulación de líquido linfático, normalmente en las extremidades. Es la consecuencia de un funcionamiento deficiente del sistema linfático, provocado bien por causas genéticas (es el linfedema primario) o bien por causas externas como es la extirpación de los ganglios linfáticos (linfedema secundario).

El sistema linfático es un circuito formado por canales y ganglios que, al igual que el circuito sanguíneo, llega a todos los rincones de nuestro cuerpo. A diferencia del sanguíneo, que tiene un circuito de «ida» –las arterias– y otro de «vuelta» –las venas–, el sistema linfático es unidireccional. Es decir, sólo se encarga de recoger la linfa.

Las arterias trasportan sangre con nutrientes y oxígeno por todo el cuerpo. Parte de los desechos que se generan en este intercambio son reabsorbidos por la sangre que continúa camino para llegar a las venas. Pero hay otra parte, compuesta por proteínas, grasas, etc., que el organismo elimina por medio del sistema linfático. Por tanto, el sistema linfático actúa como «recogedor» de estos desechos sirviéndose para ello de la linfa, o líquido linfático.

Así como la sangre cuenta con el corazón como sistema de bombeo, el sistema linfático no dispone de un órgano específico para bombear el fluido. Para impulsarse, se sirve fundamentalmente del movimiento muscular y circulatorio generado a partir del movimiento de las extremidades. Los canales linfáticos son más finos que los venosos, y el movimiento de su líquido, más lento y sutil.

La linfa llega a los ganglios linfáticos, que se encuentran situados en puntos estratégicos del cuerpo (tórax, axilas, ingle, cuello). Su función es la de filtrar la linfa y ayudar al organismo a reconocer y combatir gérmenes e infecciones.

Tal y como hemos visto en el capítulo 4 al hablar de los tratamientos convencionales, durante la cirugía de mama, ya sea una mastectomía (extracción total de la mama) o una tumorectomía (extracción del tumor), se extrae también como mínimo el ganglio centinela para analizarlo. A menudo extraen todo el racimo de ganglios axilares para asegurarse de que no quedan células tumorales en el organismo. Al hacerlo, cortan la vía de desagüe natural de la linfa del brazo hacia el cuello, en el brazo que se encuentra en el mismo lado en que se ha producido la cirugía. Afortunadamente, no hay una única vía de retorno del líquido, y por eso no todo el mundo desarrolla un linfedema. Pero lo cierto es que al extraer los ganglios se limita el drenaje y se rompe el equilibrio normal de todo el organismo, a veces sin necesidad. Así es como aparece el linfedema.

Cuando me ocurrió, no me lo podía creer. ¡Con lo bien que lo había llevado todo, lo bien que me estaba recuperando, y con las ganas que tenía de olvidarme del año que acababa de pasar y me aparece una secuela que dicen que es de por vida! Me negué a aceptarlo, y me sentí muy mal.

Creo que es el momento más duro que he pasado hasta ahora. Que se te hinche el brazo derecho y tengas que prestarle especial atención, como dicen, durante el resto de tu vida ya es, en sí mismo, una lata. Pero a mí me supuso mucho más. Para mí, el linfedema significaba no haber podido controlarlo todo, haber «fallado» en mis planes de superación y recuperación. Se salía de lo previsto, de lo esperado. Mentalmente, me había propuesto mantenerme fuerte y positiva hasta el final del tratamiento, porque no habría necesidad de más. Ésa era mi meta. Cuando me apareció el linfedema, mi capacidad de absorber más golpes y superar más obstáculos se había acabado. De repente, estaba enfadada, muy enfadada con la vida, con mis médicos y conmigo misma.

Repasaba una y otra vez aquella conversación con la doctora que me quitó los ganglios «por protocolo», sin escucharme. Me parecía todo tan injusto... Era la primera vez en mi vida que me encontraba en una situación así: una situación importante, con un serio impacto en mi persona, que no me gustaba y que no me permitía pasar página, ni siquiera huir hacia adelante. Una situación que era el resultado de las decisiones de otros, en donde mi opinión había sido ignorada. Me sentía frustrada. El brazo hinchado estaba ahí, y seguiría estando ahí, porque según decían todos los expertos, esto ya era para toda la vida, y no se podía cambiar. Es más, cada vez iría a peor.

El enfado me duró una larga temporada, y, a veces, aún me atacan ciertos ramalazos. Frente al tumor nunca me pregunté «por qué a mí». Encontraba múltiples razones. Esta vez no. ¡Qué impotencia, qué frustración! No me cabía en la cabeza...

Corrí en busca de soluciones. Pasé de un desconocimiento total acerca del linfedema a introducirme en un circuito que engloba charlas, cursos, conferencias, centros especializados, y tipos de terapias. Antes de que se me desencadenara el linfedema me consideraba bien informada acerca del tema, simplemente porque sabía de su existencia. En este momento comprendí que me quedaba mucho por aprender.

Comencé con los drenajes linfáticos semanales, y con los ejercicios. Busqué en Internet para aprender bien las diferentes técnicas que se emplean para tratar el linfedema, incluida la de la marcha nórdica[7], que según dicen estimula el drenaje en brazos y piernas. También empecé a na-

---

7. La marcha nórdica es un deporte reciente, inventado por el equipo finlandés de esquí de fondo en los años treinta para poder entrenar en verano. Consiste en caminar a ritmo ligero, con unos bastones en las manos parecidos a los que se utilizan en el esquí. Al caminar, los brazos pendulean al ritmo de las piernas, en sentido opuesto (cuando la pierna derecha está adelantada, el brazo derecho queda atrasado). Estos movimientos favorecen la circulación sanguínea y el drenaje, pues activan muchos músculos con un ritmo suave.

dar dos o tres veces por semana. Hice todo lo posible, todo lo que tenía en mi mano, para eliminar el linfedema de mi vida.

Visto que el volumen del brazo no se reducía como a mí me hubiera gustado, fui un paso más allá. Sabía de una operación muy novedosa importada de Japón, que se estaba poniendo en práctica en España, en Barcelona concretamente. Así que me lancé a ello. Todo con tal de hacer que este brazo tonto volviera a ser normal.

Ahora veo claro lo equivocada que estaba, buscando soluciones fuera de mí misma, tratando a mi brazo derecho con desprecio, en lugar de dedicarle un cariño especial. He tenido que andar un largo camino para entenderlo.

Súper-micro-cirugía de linfedema

Llamé por teléfono a la prestigiosa clínica privada en la que hacen esta operación. Tuve una primera cita con el médico responsable del proceso. Me explicó en qué consiste. Se realizan pequeños cortes en el antebrazo, a nivel superficial, para acceder a los canales linfáticos. Por medio de súper-micro-cirugía, se conectan estos canales directamente con el circuito venoso, para que puedan desaguar la linfa en el fluido sanguíneo. Así, al crear una vía nueva de salida del líquido, se solucionan los problemas de la acumulación y del estancamiento. Estas conexiones se denominan «anastomosis».

Existe otra técnica posible, consistente en realizar un autotrasplante de ganglios. Normalmente se extraen de la zona de la ingle, y se reimplantan en la axila para reemplazar a los que han sido extraídos. En esta segunda opción, se busca que el sistema linfático sea capaz de reabsorber de nuevo la linfa que produce nuestro miembro.

Me hice varias pruebas y volví a ver al médico. Me dio una buena noticia: mi linfedema era de los que se pueden reabsorber al 100 por 100, pues mis vías linfáticas aún funcionaban bien, aunque había que actuar con rapidez. Y aun así, aunque mi pronóstico inicial era muy bueno, no me aseguraban la reducción de un volumen superior al 30-60 por 100 del total del linfedema.

La operación, de unas doce horas de duración, implica una estancia en el hospital de aproximadamente una semana, y un proceso de rehabilitación de un año, con vendaje compresivo, natación y un drenaje linfático que dependerá de la prescripción médica.

Tras poner en mi conocimiento todos estos datos, me elaboraron un presupuesto, que superaba de largo el precio de un coche de gama alta (muy alta). El día de la segunda visita salí de la clínica encantada de la vida, con fecha para la operación. Iba haciendo números y más números para conseguir el dinero, porque al fin y al cabo, ¿qué hay más importante que la salud? ¿Qué mejor manera de «invertir» nuestros ahorros? Soñaba con poner punto final a todo el proceso que había acompañado al tumor.

Fue en ese momento, al cabo de unos días, cuando todo dio un giro y comprendí por fin. Hablé con varias amigas, les conté mi decisión de operarme de nuevo. Les transmití mi estado de ánimo, mi desesperación al ver que mi cuerpo no me dejaba pasar página como había hecho siempre… Y, en ese momento, de repente, lo vi claro. Resulta sorprendente cómo cuando se te cae el velo, se convierte en evidente lo que hasta entonces era difuso. Supongo que yo iba buscando soluciones y dando tumbos. Hasta que comprendí que precisamente mi error radicaba en pretender, una vez más, que alguien externo me proporcionase la solución. Podía operarme, sí; podía huir de nuevo hacia adelante, buscar la solución a mi problema, lanzarme a ella sin miedo, como había hecho siempre… Pero al hacerlo, posponía una vez más el trabajo interior que me tocaba hacer. El de plantar cara a mis miedos y creer en mí misma, en mis intuiciones y en mi fuerza. Me había pasado todo el proceso de quimioterapia y radio renegando de los métodos tradicionales, instándome a mí misma y a los demás a tomar las riendas de sus vidas, tratando de responsabilizarme de mi salud, y de mi trayectoria. Pero, en realidad, cuando de verdad llegaba el momento de tomar decisiones, no me atrevía a ser radical. Creía (y creo) que la quimio no era la manera de tratar mi tumor, pero lo hice. Creía (y creo) que no era necesario extirparme los ganglios, pero al final lo hicieron… Creía (y creo) que el cáncer es un proceso y que con nuestra fuerza somos capaces de revertirlo, eso y mucho más. Pero, al margen de pequeños cambios en mi vida, no asumía realmente mi forma de pensar. Por fin había llegado el momento de plantarme. Si no lo hacía ahora, la vida volvería a ponerme en una situación semejante, hasta que consiguiera aprender lo que tuviera que aprender.

Así que dije que no a la operación. Había llegado el momento de aplicarme todo aquello que defendía con tanta vehemencia. Y de jugármela. De mirar a la vida desde el otro lado. No lo hacía pensando en los posibles efectos secundarios de la operación, en las doce horas de anestesia, en el año de rehabilitación, en el hecho de que podía o no funcionar, o incluso que podía generar quién sabe qué secuelas que hoy por hoy no conocemos (seguramente nada grave, pero se trata de una técnica experimental y no se conocen los resultados a largo plazo). Lo hacía porque dentro de mí una voz me incitaba a tomar las riendas, a creer en mí misma y en mis recursos, y a manifestarlo.

La voz se hizo, y me hizo, fuerte, y comencé a encarar el linfedema de otra manera muy diferente. Mi brazo derecho no era un brazo tonto. Al contrario, era un brazo delicado, y requería más cariño y atenciones. Mi cuerpo no era un desastre, al contrario: había remontado todo el tratamiento de quimio, del que había salido muy bien parada; y había remontado muchas otras cosas a lo largo de treinta y siete años que ni siquiera me había detenido a agradecerle, fijándome siempre en lo que no me gustaba de él (un kilo aquí, una arruga allá, una nariz grande, una piel sensible…). En lugar de agradecerle su fuerza, su sensibilidad, su capacidad de regeneración, de adaptabilidad, de superación… Recordé de pronto todos aquellos días, mientras hacía el Camino de Santiago, en que me acostaba agotada, dolorida, con las piernas cansadas, y me despertaba al día siguiente como nueva. Recordé que en aquel entonces me maravillaba la capacidad del cuerpo para recuperarse de esfuerzos intensos. También recordé esas salidas nocturnas de juventud. Fines de semana enteros trasnochando, comiendo y bebiendo sin medida; las diferentes «torturas» a las que he llegado a someter a mi cuerpo, como las largas exposiciones al sol; y las épocas de exámenes. Y mi cuerpo nunca había fallado.

Así que tomé la determinación de darme una nueva oportunidad, y dejar que mi cuerpo encontrara su equilibrio ayudándole en la medida en que me fuera posible, acompañándole en su esfuerzo. Sin técnicas agresivas ni operaciones, sino con actividades que favorecieran ese equilibrio, estimulando el drenaje, y la circulación de la energía.

Me fui instaurando en mi nueva dinámica. Todos los días practicaba chi kung para reactivar mis canales energéticos, para ayudar a mi cuerpo a recargarse, para estimular nuevos canales linfáticos. Continué con el ejercicio, ya no como un deber a corto plazo, sino como una rutina. Nadar se integró en mis actividades semanales. Durante mis caminatas por la montaña me acostumbré a llevar dos bastones en lugar de uno, para practicar la marcha nórdica. Seguí con el drenaje linfático una vez por semana. Y dejé de cargar pesos con el brazo derecho. Al cocinar, siempre me ponía un guante para evitar cortes y salpicaduras de aceite, y era cuidadosa para evitar heridas.

Y empecé a escribir este pequeño libro. Porque lo que más deseo en este mundo es poder compartir esta experiencia con personas que hayan vivido situaciones parecidas y no encuentren su fuerza interna. Me cansé de escuchar a los demás. Hay demasiadas voces, demasiados consejos, demasiadas opiniones, y todas son externas. Al detenernos demasiado a prestarles atención nos olvidamos de nosotros mismos.

Quise, y quiero que todas y todos, con tumor o sin él, podáis decidir por vosotros, podáis acceder a vuestra propia voz, y confiéis en vuestro propio criterio. Muchos libros de autoayuda hablan en estos términos, y muchas veces son útiles. Hace un año, fui a la presentación de un libro que aborda precisamente estos temas. Le pregunté a su autora cómo seguir adelante, con todo el camino que nos queda por recorrer en la vida; a quién creer. Me contestó que ya no es momento de gurús, de predicadores, de líderes espirituales, sino que es el momento de escucharnos a nosotros mismos y encontrar nuestras propias respuestas y nuestro camino, de ser fieles a lo que somos. Creo que entonces no llegué a abarcar el contenido de sus palabras como lo hago ahora. Y así es como trato de trasmitirlo y pasaros el testigo.

Respecto a mi linfedema, la pregunta que flota en el aire es, evidentemente, cuál es el resultado material de todo esto. De momento se ha reducido en un 60 por 100. Los 4 cm de diferencia que tenía en los puntos más hinchados del brazo[8] ya no llegan a 2. Su consistencia ha cambiado (el brazo estaba duro, lo cual indicaba que el tejido se había afibrosado y el líquido era de difícil eliminación), ahora está blando y fácil de pellizcar.

---

8. El tamaño del linfedema se evalúa comparando las medidas de la circunferencia de ambos brazos en seis puntos diferentes (mano, muñeca, antebrazo, punto bajo el codo, punto sobre el codo, punto cercano a la axila). Los seis puntos de medida no varían, y el seguimiento del linfedema consiste en evaluar la evolución y tendencia de estos perímetros.

No he tenido hasta el momento ninguna infección ni ningún problema, y la única diferencia que se aprecia con respecto al brazo izquierdo es la manga de compresión que me pongo todos los días.

A veces, evidentemente, flojeo, y creo que nunca recuperaré mi brazo tal cual era, que no se equilibrará, que no abriré suficientes vías de desagüe… Todos somos humanos y caemos en el desánimo. Y si otra cosa he aprendido es precisamente a aceptar esos momentos como míos también, y vivirlos en lugar de negarlos o esconderlos. Fue gracias a un momento así, bajo, y a las conversaciones que surgieron a partir de ahí, que decidí no operarme, y me animé a contar esta historia. Sólo por eso, ya todo ha tenido sentido y ha valido la pena.

Quimiocerebro

Poco a poco comienza a hablarse de este efecto secundario. En Internet se puede encontrar información al respecto, más en inglés que en español. En los hospitales todavía no se menciona, o al menos no con la naturalidad con la que se habla de la caída del pelo.

Quimiocerebro, o *Chemobrain* en inglés, hace referencia a los cambios que se producen en las facultades de concentración, memoria, atención… tanto durante el tratamiento de quimioterapia como una vez finalizado.

Después de una sesión de quimioterapia, muchos pacientes hemos notado una sensación como de estar drogados o ebrios. Evidentemente, lo achacas directamente a los medicamentos, confiando en que, a medida que se vayan eliminando, vayan desapareciendo los síntomas, como pasa con una borrachera y su resaca. El problema es que no siempre es así.

A veces se percibe como una especie de velo que impide acceder a los propios recuerdos. Te sientes confusa. Anécdotas o situaciones que antes tenías presentes con toda claridad, se desdibujan. Es posible que no recuerdes cómo solías hacer una receta de cocina cotidiana, qué ingredientes utilizabas, cuál de ellos echabas antes o después… Puede que te olvides de los nombres de la gente, incluso los de amigos o personas cercanas. Al tratar de recordarlos, sientes que están almacenados en algún lugar de tu memoria al que en ese momento no te es posible acceder. Sales de casa y no sabes si has apagado la luz. No encuentras las llaves. El sobre que había puesto por la mañana en el bolso para echar al buzón ya no está allí en el momento de querer hacerlo, y al volver a casa te lo encuentras sobre la mesa, porque justo antes de salir de casa lo sacaste sin motivo aparente. Lees un libro y te pierdes en lo que lees. Te cuesta retener la información. Una amiga te explica sus problemas y al cabo de un tiempo se te han olvidado. En una reunión se reparten las acciones para desarrollar, y aunque las apuntas cuando las revisas no tienen sentido. Te cuesta organizarte y establecer prioridades. También te cuesta más tomar decisiones. Y puede que también tus movimientos sean mucho más torpes.

Todo ello se hace más evidente cuando estás cansada, cuando no has dormido.

Aun así, todavía hay voces que dudan de la relación entre la quimioterapia y los problemas descritos, básicamente, porque aún no se tiene una respuesta científica y cuantificable, o una relación directa obtenida a través de pruebas. A veces, lo achacan al cáncer en sí. Absurdo, porque en el caso de mi tumor, antes del tratamiento estaba más fresca que una lechuga y en plena forma (a la edad de treinta y seis años me cuesta creer que de repente pueda perder unas facultades que luego recupero a los treinta y ocho); a la bajada de defensas o a la desnutrición (mis análisis mostraban una recuperación física impecable, y las lagunas continuaban). Cuando se experimentan en la propia piel, los síntomas se hacen tan evidentes, y la relación con la quimio tan obvia, que no hace falta ningún estudio ni comprobación adicional que lo corrobore. Es suficiente con acompañar al paciente que lo sufre y compartir su frustración.

Los problemas cognitivos parece ser que ocurren porque nuestro sistema nervioso y las células neuronales se ven afectadas por el tratamiento. Algunas corrientes responsabilizan a las hormonas de ese cambio. Personalmente, me inclino más por la corriente que relaciona el quimiocerebro con la medicación. Son síntomas que no tiene todo el mundo, aunque se estima que durante el tratamiento un 70 por 100 de los pacientes los padece.

Durante mi primera sesión de quimio pude percibir, a medida que me inyectaban los fármacos, los cambios operados en mi cuerpo. Estaba leyendo el periódico y no podía seguir, las letras me bailaban. Esta reacción se fue acentuando con cada nuevo ciclo.

Los primeros días de cada ciclo era consciente, en cierto modo, de que conducir era una temeridad. Mis reflejos no estaban tan despiertos como normalmente. Pero sólo cuando te recuperas del todo comprendes hasta qué punto tus facultades estaban mermadas, ya que el declive es progresivo y te vas acostumbrando a él.

He experimentado todos los efectos secundarios que he descrito. Mi oncólogo lo achacó en su momento a la bajada de defensas, no les dio la importancia que tienen, y yo, obviamente, hubiera preferido saber de antemano que existe un conjunto de efectos secundarios denominado quimiocerebro.

Al acabar los ciclos de quimio creía que en tres semanas volvería a ser la de antes. Pero los efectos se han prolongado en el tiempo mucho más de lo que hubiera deseado. Cuando ya me había crecido el pelo, mis análisis estaban impecables, la piel recuperaba su color y el cansancio había desaparecido, aún tenía lagunas cognitivas. Y muchas. Durante la quimio, continué trabajando un poco, leyendo, hacía muchos puzles y me mantuve activa. Fue en el momento en que me quise reincorporar de nuevo a mis rutinas de trabajo y a mis comportamientos habituales cuando el cambio y la pérdida de facultades se me hicieron más evidentes. Había simplificado mucho mi vida durante el tratamiento, y toda la experiencia era nueva, por tanto no la podía comparar con nada. Pero, al cabo de un año, al querer recuperar el ritmo vital y laboral al que estaba acostumbrada, comprendí que todo me suponía un esfuerzo extra y que no estaba rindiendo al nivel al que estaba acostumbrada.

Primero me lo tomé con paciencia, luego me enfadé, y después decidí ocuparme del tema sin preocuparme. También decidí darme tiempo. Así que me informé, descubrí lo que ahora os cuento, y procuré aplicar pequeños trucos a mi vida diaria para evitar los olvidos mientras me iba recuperando.

Leí y leo mucho, sigo haciendo puzles y trabajo como antes. Ahora en las reuniones tomo más notas para asegurarme de que no olvido nada importante, pues aún a veces percibo un velo en mi cerebro que me impide acceder a algunos recuerdos. Es temporal, y lo noto más cuando estoy cansada. Me cuesta más trabajo encontrar las palabras adecuadas, o visualizar a la persona con la que mantuve determinada conversación.

Algunos pacientes cuentan que los efectos les están durando muchos años. Otros, que desaparecen al cabo de uno o dos... Como siempre, cada persona es diferente. Y como he repetido más veces, los pacientes tenemos derecho a estar informados y a conocer también este efecto secundario, a darle la importancia que tiene. Porque al saberlo podemos, mediante la lectura, el ejercicio físico, la alimentación, todo lo que tengamos a mano, colaborar en su prevención y relativizar su gravedad.

Infertilidad

Uno de los efectos secundarios más perturbadores puede ser la infertilidad. He oído tantas estadísticas diferentes relacionadas con la probabilidad de que la quimioterapia dañe el sistema reproductor que prefiero no quedarme con ninguna.

Lo que sí es evidente es que el riesgo existe. Por un lado, la quimioterapia trae consigo normalmente un efecto secundario habitual: la desaparición de la regla, o amenorrea. Puede ocurrir al comenzar el tratamiento o al cabo de varios ciclos. Puede tardar poco tiempo en volver después de la última sesión, o puede demorarse meses. Como en todas las secuelas y efectos secundarios que hemos ido revisando, cada persona reacciona de manera diferente.

Hay ocasiones en que la regla no vuelve a aparecer. Entraremos así en la etapa menopáusica, muchas veces con sus síntomas característicos, como sofocos, que pueden haber aparecido incluso durante el tratamiento. Cuando la paciente ronda los cincuenta años, esta secuela no suele suponer un gran problema, pero cuando se tienen treinta y cinco puede ser del todo indeseable.

Por otra parte, recuperar la regla no siempre quiere decir que se recupere la fertilidad. La quimioterapia es muy agresiva y ataca al sistema reproductivo de forma a menudo irreversible, dejando los óvulos u ovarios incapacitados para la reproducción.

En el capítulo 3 se habló de las opciones que existen hoy en día para conservar tejido ovárico sano y a salvo del tratamiento. Este tejido puede implantarse pasados unos años, con la esperanza de que produzca óvulos con capacidad de ser fértiles. No se trata de una técnica demasiado extendida todavía, y sus resultados, aunque optimistas, no aseguran un embarazo.

Lo mejor que podemos hacer por nuestra parte para tratar de minimizar el impacto de la quimio en nuestro sistema reproductor, tanto durante como después de ella, es lo que ya se ha dicho aquí más veces: comer sano, hacer ejercicio y recurrir a terapias alternativas que estimulen la limpieza y el equilibrio corporal. Dos buenas opciones serían la MTC y la homeopatía o la homotoxicología.

Cabello menos abundante

Durante el tratamiento una sueña con el momento de quitarse la peluca y recuperar su aspecto habitual. Y a veces se lleva una sorpresa, pues el cabello no siempre se recupera del todo. Hay personas que se descubren tras el tratamiento con un cabello blanco, cuando antes apenas habían tenido canas. Otras son testigo de como su cabello, antes liso, ha pasado a ser rizado. Algunas ven como el pelo les crece, por zonas, más fino y menos denso; otras, ni eso. Y no estamos preparadas para vivir esta última posibilidad. La edad suele ser un factor importante a la hora de hacer más patente esta secuela. El cabello de las personas mayores tiene de por sí menos fuerza para soportar el tratamiento y recomponerse, de ahí que gran parte de él se quede en el camino.

Ante una situación de alopecia, las alternativas son pocas. Podemos recurrir a la peluca de forma permanente, adaptarnos a una nueva imagen con poco pelo, o hacernos injertos de cabello. En algunos casos se puede recurrir también a las extensiones para recuperar la melena de antaño.

No olvidemos que tenemos pelo, pero también vello por todo el cuerpo. Y todo él se puede ver afectado. Conozco a mujeres que han observado como la línea del bikini les había descendido por las ingles, y la zona del vello púbico se había hecho más extensa. Otras comentan que tienen el vello de las piernas más largo, más fuerte o más negro que antes. De la misma manera, también puede ocurrir que tanto las pestañas como las cejas no estén tan pobladas. Las diferentes técnicas estéticas, desde el maquillaje a la depilación, nos pueden ayudar. Aunque el trabajo más difícil y más importante será aceptar que una ha cambiado de aspecto.

Falta de sensibilidad en las extremidades

Tras varios ciclos de quimioterapia, es frecuente comenzar a notar un cosquilleo en los dedos de las manos y los pies. La sensación puede ir aumentando, y se asemeja a la que percibimos cuando se nos duerme un miembro. Se trata de una versión suave de la pérdida de sensibilidad que se da cuando debido a una operación o a una herida, se cortan o rompen los enlaces nerviosos que trasmiten información al cerebro. Al quedar las vías de comunicación cortadas debido a la acción de un bisturí, el sentido del tacto se ve afectado.

Las toxinas de la quimioterapia se acumulan en diferentes puntos del organismo, entre ellos las terminaciones nerviosas. Como consecuencia, las sensaciones en manos y pies pueden variar, con cosquilleos y entumecimiento. Cuando comienzan, das por hecho que a medida que el cuerpo vaya eliminando las toxinas las sensaciones volverán a ser normales. Pero no es así. A veces el proceso no es tan automático. El cuerpo puede necesitar mucho tiempo para recuperarse, y puede suceder que queden para siempre restos de esa sensación extraña de pérdida de tacto.

La sensación puede ir acompañada de un dolor articular semejante al reumático. No es en absoluto un dolor invalidante. Se nota sobre todo por las mañanas, cuando mueves los músculos tras horas de inactividad. Escribiendo estas notas me acabo de dar cuenta de que ya no me pasa. Acabé la quimio hace un año y nueve meses. Cuando comencé a escribir, todavía lo notaba.

Mi propuesta ante esta situación es doble. Por un lado, asegurarnos de que limpiamos nuestro organismo al máximo a fin de eliminar cuanto antes las toxicidades acumuladas. Por otro, tomarnos con paciencia el proceso y aceptar nuestras nuevas peculiaridades. Los médicos estiman que son necesarios al menos dos años para que el cuerpo elimine todos los fármacos que ha recibido. Así pues, ¿por qué no autoofrecernos al menos tres años para reequilibrarnos y recolocarnos?

Afectación en la pared torácica y el pulmón (radioterapia)

Cuando nos exponemos a la radioterapia, se ven comprometidas zonas sanas del cuerpo que sufren también los efectos de la radiación. La peculiaridad de este tratamiento frente a otros es que sus efectos secundarios pueden comenzar a aparecer con el paso de los años.

Uno de los efectos secundarios más habitual es la fibrosis de toda la zona. Los tejidos pierden flexibilidad y se vuelven más duros. Podemos verlo a simple vista en la zona de la mama, que está más dura. Pero eso mismo puede darse también en los órganos internos, tanto en la pared torácica como en el pulmón. Esta pérdida de flexibilidad puede complicarse y causar fracturas en las costillas, tos seca debido a la afectación pulmonar, etc. Tengamos en cuenta que, tras una exposición larga a las radiaciones, el área anexa se habrá debilitado, y por consiguiente será ahora más vulnerable y a causa de ello más sensible a las infecciones.

Es posible también que no se lleguen a notar grandes cambios y que apenas se conserven recuerdos del tratamiento de radioterapia. Incluso si es así, siempre será recomendable cuidar la mama con un mimo especial, hidratándola a menudo y protegiéndola del sol y de otras agresiones.

Pecas y lunares

Ya hemos ido viendo como nuestra piel se resiente durante el tratamiento de quimioterapia. Se seca, pierde el brillo, es más sensible al sol e incluso al frío. En algunos casos se enrojece… Es frecuente que la melanina de la piel reaccione, sobre todo en las razas de piel más tostada. Estas personas pueden observar como aun protegiéndose del sol se ponen morenas.

Además de estos efectos que normalmente desaparecen, pueden aparecer pecas, lunares e incluso manchas en la piel. Los lunares comienzan normalmente como puntos rojos. Con el paso del tiempo algunos adquieren su color marrón oscuro característico. Y estos lunares ya no se van. Es más, pueden seguir apareciendo una vez finalizado el tratamiento.

Las personas con pecas también podrán observar cómo se multiplican o intensifican sus pequeñas manchitas. Las manchas más grandes no son tan frecuentes, pero pueden darse. La melanina de la piel reacciona de forma diferente en cada uno de nosotros. Las personas de más edad son más propensas a sufrir estos efectos, pues con la edad esa tendencia de la piel a oscurecerse con manchas es natural.

Venas desgastadas

La razón fundamental por la que se nos propone la implantación de un portacath es la de proteger a las venas de la agresión directa del medicamento. A través del portacath el fármaco se disuelve directamente en un torrente sanguíneo abundante y la agresión es menor.

Cuando se suministra la quimioterapia a través de las venas del brazo, éstas se van quemando. Sus paredes internas sufren, y se inflaman. Inicialmente, esta reacción puede provocar dolor o hematomas, incluso en el mismo instante en que se recibe la medicación. Lo que comienza como una reacción normal a la agresión externa de los productos inyectados puede evolucionar. Con el tiempo, puede ocurrir que las venas afectadas se colapsen, se endurezcan y pierdan flexibilidad; dejan de funcionar como lo habían hecho hasta entonces, y pueden llegar a formarse pequeños trombos o coágulos. Lo más habitual es que este cuadro diagnóstico no sea grave. Se puede tratar y sobrellevar bien con cuidados específicos en momentos puntuales y con pautas de comportamiento saludables. Sí es cierto que en muchos casos la vena dejará de ser un buen canal de riego y no podrá volver a utilizarse como vía de entrada o salida de medicamentos o de sangre.

Conclusiones

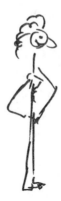

A lo largo de las páginas que hemos compartido, han ido aflorando las que podríamos considerar conclusiones, pautas o aprendizajes. Cada persona, tras su proceso, habrá llegado a las suyas. Los siguientes puntos reflejan las que para mí han sido más importantes.

Seguir adelante, sin dramatismos

Lo pasado, pasado está. El proceso del tumor, igual que tiene un principio tiene un final. Nuestra carpeta se abre el día en que nos encontramos el bulto. También es necesario fijar un final y cerrar la carpeta para pasar a otra etapa. Integrar la experiencia en nuestras vidas es importante, pero también lo es dejar que se diluya en el tiempo y en el olvido, difuminada por las nuevas experiencias de la vida. No somos mujeres con cáncer, sino mujeres que han atravesado una situación difícil en un momento dado. Ya está.

Nuestra mente en muy potente

Aprendamos a canalizar su fuerza, utilizándola para dar entrada a pensamientos positivos, sin dejar espacio al miedo a lo que pueda pasar. Esta energía tan positiva siempre jugará a nuestro favor, en todos los ámbitos de la vida, no sólo en la enfermedad, y nos ayudará a disfrutar más y a ser más felices. Simplemente el hecho de proponérnoslo cada día ya es un gran camino.

Vivir sin culpabilizarnos

Podemos poco a poco ir quitando peso de esa mochila cargada de obligaciones que todos llevamos y no sentirnos mal por ello. Todos nos merecemos una vida feliz, sin imposiciones ni sacrificios indeseados. Tenemos todo el derecho a disfrutar de las pequeñas y grandes cosas que nos ofrece la vida sin necesidad de justificarnos. No hace falta más. Simplemente permítete *ser*, sin exigencias. Se trata de bajar el listón, de dejar de examinarte en cada momento, de dejar de juzgarte y dejar de juzgar.

No podemos controlar la vida

Las cosas son como son, no como nos gustaría que fuesen. Y por más que nos esforcemos en canalizarlas, la vida siempre será más fuerte. Si luchas por obtener lo que quieres y no lo consigues, puedes caer fácilmente en la frustración. En cambio, si permites que las cosas sean como son, adaptándote a lo que la vida te va ofreciendo, las expectativas serán menores, y cada momento, un regalo inesperado. Hasta ahora, uno de mis miedos era el de dejar pasar las oportunidades que me ofrecía la vida sin aprovecharlas. Por fin he comprendido que el tiempo, al trascurrir, nos va ofreciendo un sinfín de oportunidades, igual que un río va dejando fluir el agua de forma inagotable. La oportunidad no es un tren que pasa una vez y ya está. Es un riego constante que nos permite elegir una u otra opción a nuestra conveniencia.

Tenemos derecho a decidir

El proceso al que nos hemos tenido que enfrentar debido a la aparición de un tumor no tiene por qué ser una vivencia estándar y protocolaria en la que asumimos lo que se nos impone desde fuera. Tenemos todo el derecho a saber qué nos está pasando y a tomar decisiones, al margen de los protocolos. No somos números ni estadísticas. Somos personas. La curación muchas veces radica en cómo nos sintamos, más que en el tratamiento externo que nos puedan estar administrando. Por eso es importante sentirnos a gusto con lo que estamos haciendo.

Responsabilizarnos de nuestra vida

Así como tenemos derecho a decidir cómo queremos afrontar un bulto, este gran paso que supone manifestarnos como seres humanos con capacidad de decisión trae implícita la necesidad de hacernos responsables de nuestra vida. Al igual que tenemos derecho a decidir porque somos responsables de las consecuencias, también somos responsables de nosotros mismos y de nuestra salud. No lo es el médico que en cada momento nos esté tratando. La actitud que adoptemos día a día, las opciones que tomemos, irán dando forma a lo que somos. Los únicos responsables del resultado que obtengamos seremos nosotros, en función de lo que pensemos, de lo que deseemos, de la forma en que decidamos nutrirnos, cuidarnos, mimarnos... Por eso, atrévete a tomar la iniciativa, a tomar decisiones que supongan una mejora en tu vida: una modificación en los hábitos, en la alimentación, una nueva terapia alternativa que te apetece... No dejes de hacerlo simplemente por pereza o por evitar el enfrentarte con miradas extrañas. Lo que la gente a nuestro alrededor pueda opinar carece de importancia.

Trasmitir nuestro enfado

Los médicos, las enfermeras, se pueden equivocar. Aunque sea el resultado de una decisión en la que se busca lo mejor para nosotros, no deja de tener un fuerte impacto. Si es así, si vives una experiencia en que tu médico no ha hecho lo que esperabas, o incluso ha sido negligente, no te lo quedes dentro: díselo, o escríbeselo. De buenos modos, pero hazlo. Será bueno para ti, porque te sentirás más desahogada, y también será bueno para él. Es importante que los profesionales tengan acceso directo al impacto que tienen sus decisiones.

Confiar

Una vez superado el mal trago de todo el proceso que trae consigo el descubrirnos un bulto, llega el momento de relajarnos y confiar en nosotras y en la vida. En cada momento hemos hecho lo que creíamos más conveniente, poniéndolo todo de nuestra parte para recuperarnos. No hay lugar para el arrepentimiento o la duda.

Ya no es momento de pensar que podíamos haber hecho un poco más, ir un paso más allá. Esa etapa ya acabó, y ahora comienza una nueva, la de la tranquilidad.

Asociaciones y grupos de apoyo

Si necesitas ayuda de cualquier tipo, ya sea porque tienes un linfedema, o porque te sientes sola, triste o diferente, recuerda que en casi todas las ciudades existen asociaciones en las que te ofrecerán apoyo. Cada vez somos más las que hemos pasado por un tumor, más las que lo contamos, y siempre es un placer saber que tu experiencia puede servir de ayuda a otra persona.

Alcanzar la velocidad de crucero

Con vistas al futuro, una buena forma de plantearnos la vida a partir de este momento es la de integrar todas estas pautas que hemos ido tratando en las conclusiones, y que nos ayudarán a llevar una vida más saludable sin realizar grandes esfuerzos. Comportamientos sencillos como cuidar nuestros pensamientos, nuestra alimentación, mantenernos activas, visitar a un acupuntor de vez en cuando, y tener en nuestra mesilla de noche un libro de referencia que nos ayude a recordar cómo queremos vivir nuestra vida, son trucos que nos permitirán disfrutar de la vida y dejar de sentirnos culpables por todo lo que dejamos de hacer.

Bibliografía
y otras fuentes documentales

Dónde acudir

Asociaciones

Asociación Española Contra el Cáncer: www.aecc.com.
Federación Española de Cáncer de Mama (FECMA): www.fecma.org.
FECOC: Fundación contra el Cáncer: www.fecoc.org.
Asociación de Afectados de Linfedema Primario y Secundario: www.adelprise.org.

Libros de referencia

Bradford, Montse. *Las proteínas vegetales.* Océano Ámbar
Emoto, Masaru. *El poder curativo del agua.* Ediciones Obelisco
Fiszbein, Varda. Agua y conciencia. Ediciones Obelisco
Lavier, Jacques-André. *Medicina china, medicina total.* Ediciones Obelisco
Mambretti, Giorgio y Seraphin, Jean *La medicina patas arriba. ¿Y si Hamer tuviera razón?* . Ediciones Obelisco.
Moritz, Andreas. *El cáncer no es una enfermedad: sino un mecanismo de supervivencia.* Ediciones Obelisco
Moritz, Andreas. *Los secretos eternos de la salud.* Ediciones Obelisco
Moritz, Andreas. *Rasgar el velo de la dualidad.* Ediciones Obelisco
Servan-Schreiber, David. *Anticáncer.* Editorial Espasa
Schwarz, Mario. *Medicina tradicional china.* Deva's

SILVERMAN, Dan y DAVIDSON, Idelle. *Your Brain After Chemo.*
SIMON P. *La milagrosa dieta del pH.* Ed. Obelisco
YOUNG, Robert O. y REDFORD YOUNG, Shelley *Meditación sin gurús.*
Clark Strand. Ediciones Obelisco

Para saber más

WIKIPEDIA: www.wikipedia.org.
ASOCIACIÓN ESPAÑOLA CONTRA EL CÁNCER: www.aecc.com.
FUNDACIÓN CONTRA EL CÁNCER: www.fecoc.org.
www.curadosdecáncer.com.

Doctor Hamer

BITÁCORA MÉDICA: http://bitacoramedica.com/weblog/2007/04/teoria-de-
hammer-sobre-el-cancer/.
GERMAN NEW MEDICINE: http://www.germannewmedicine.ca.

Tipos y fases del tumor de mama

AECC: https://www.aecc.es/SobreElCancer/CancerPorLocalizacion/Cancer-
Mama/Paginas/tipos.aspx.

Medicina tradicional china

TRADITIONAL CHINESE MEDICINE WORLD (TCMWF) Foundation:
www.breastcancer.org.
INSTITUTO DE QIGONG (Chikung) de Barcelona. http://www.institutoqi-
gong.com/.
TRADITIONAL CHINISE MEDICINE WORLD FUNDATION: (TCMWF):
http://www.breastcancer.com/causesunderstanding.html.

Criopreservación

CRIOPRESERVACIÓN (en inglés): Criopreservación de tejido ovárico-Conceptos básicos | MyOncofertility.org.
FIV DE CICLO NATURAL. Barcelona. Doctor Markus Nitzschke. Email: fivciclonatural@gmail.com.

Derechos de los pacientes

SIMON P. «Diez mitos en torno al consentimiento informado». *Revista Anales.*
DECÁLOGO DE LOS PACIENTES. Declaración de Barcelona: http://www.idiapjgol.org/docs/cea/declaracio_barcelona.pdf.
NOTICIAS MÉDICAS: CÓMO DAR LAS MALAS NOTICIAS: http://www.noticiasmedicas.es/medicina/noticias/2157/1/Expertos-reclaman-mas-formacion-en-comunicacion-en-la-carrera-de-Medicina/Page1.html.

Nutrición

JOURNAL OF INFLAMMATION: http://www.journal-inflammation.com.
NATIONAL CENTER FOR BIOTECHNOLOGY INFORMATION (NCBI): http://www.ncbi.nlm.nih.gov/.
EUROPEAN FOOD INFORMATION COUNCIL (EFIC): http://www.eufic.org/.
Web Montignac (índice glucémico): http://www.montignac.com/es/ig_tableau.php.
Web UNED (índice glucémico): http://www.uned.es/pea-nutricion-y-dietetica-I/guia/enfermedades/diabetes/manual_el_indice_glucemi.htm.
Web enbuenasmanos: http://www.enbuenasmanos.com.

Linfedema

ASOCIACIÓN DE AFECTADOS DE LINFEDEMA PRIMARIO Y SECUNDARIO: www.adelprise.org.
WIKIPEDIA: http://es.wikipedia.org/wiki/Linfedema.

ANEXOS

Anexo I

DECÁLOGO DE DERECHOS DE LOS PACIENTES[9]

os días 20 y 21 de mayo del 2003 se llevó a cabo en Barcelona una reunión en la que participaron profesionales de la salud y representantes de organizaciones y asociaciones de pacientes y usuarios de todo el Estado español. El objetivo de la reunión era la obtención de información sobre la visión y vivencias de los pacientes o sus representados en seis temas de interés sobre los que se había hecho un trabajo de preparación previo. La organización y presentación de la información obtenida constituye la denominada la Declaración de Barcelona de las Asociaciones de Pacientes, que se resume como el Decálogo de los Pacientes.

1. Información de calidad contrastada respetando la pluralidad de las fuentes

Los pacientes necesitan información de calidad contrastada según criterios de acreditación explícitos y proporcionada por profesionales, preferentemente médicos. Se contempla el respeto a la pluralidad de las diversas fuentes y agentes de información. La información tiene que producirse en un lenguaje inteligible y adaptado a la capacidad de entendimiento de los pacientes.

---

9. Fuente AECC, Asociación Española Contra el Cáncer (www.aecc.es). http://www.aecc.es/SobreElCancer/bibliotecadedocumentos/Documents/Declaraciones%20nacionales/decálogo%20de%20los%20pacientes.pdf.

2. Decisiones centradas en el paciente

Las decisiones sobre una intervención sanitaria deben estar guiadas por el juicio médico, basado en el mejor conocimiento científico disponible, pero atendiendo siempre que sea posible a la voluntad expresada por el paciente y a sus preferencias explícitas sobre calidad de vida y los resultados esperables de las intervenciones.

3. Respeto a los valores y a la autonomía del paciente informado

Cuando muchas decisiones asistenciales admiten alternativas distintas según los valores y preferencias de cada paciente concreto, el compromiso de una sociedad democrática con el respeto a la dignidad y a la autonomía de sus miembros aconseja avanzar en el desarrollo de medidas que faciliten la máxima adecuación entre las opciones elegidas y las deseadas por los pacientes correctamente informados.

4. Relación médico-paciente basada en el respeto y la confianza mutua

Se define la importancia de la relación médico-paciente como una relación fundamental basada en el respeto y la confianza mutua, que conduce a la mejora o a la resolución de los problemas de salud y calidad de vida de los pacientes y de sus familiares. Las asociaciones pueden contribuir a mejorar esta relación y que ésta se produzca de forma más simétrica.

5. Formación y entrenamiento específico en habilidades de comunicación para profesionales

Los sistemas de salud deben crear las condiciones de formación y entrenamiento específico en habilidades de comunicación de sus profesionales y dentro de las organizaciones para que se produzca una relación-comunicación médico-paciente más simétrica y satisfactoria para los pacientes.

6. Participación de los pacientes en la determinación de prioridades en la asistencia sanitaria

Los ciudadanos, y sobre todo los pacientes y las organizaciones que los representan, deben participar de forma más activa en la determinación de prioridades que definan las condiciones de acceso a los servicios sanitarios y que contribuyan a identificar, valorar y satisfacer sus necesidades de salud.

7. Democratización formal de las decisiones sanitarias

Se debe promover, en un sistema sanitario centrado en los pacientes, mediante la aplicación de las leyes existentes, la existencia de mecanismos formales que favorezcan una mayor implicación de los ciudadanos en la definición de las políticas públicas relacionadas con la asistencia sanitaria.

8. Reconocimiento de las organizaciones de pacientes como agentes de la política sanitaria

Las asociaciones de pacientes y organizaciones que los representan tienen un papel fundamental en facilitar la implantación de las leyes aprobadas y fomentar una mejor comunicación entre sociedades científicas, Administraciones Sanitarias y los pacientes individuales.

9. Mejora del conocimiento que tienen los pacientes sobre sus derechos básicos

El paciente debe tener más información y conocimiento acerca de sus derechos y ésta ha de ser facilitada por los profesionales de la salud, constituyendo éste uno de sus derechos básicos.

10. Garantía de cumplimiento de los derechos básicos de los pacientes

Se ha de garantizar una correcta implementación de los derechos de los pacientes y la evaluación de su cumplimiento dentro de las estrategias de evaluación de la calidad asistencial.

Asociaciones participantes

Acción Psoriasis
Asociación para la Lucha Contra las Enfermedades del Riñón
Agrupación Joven Española Reumática
Asociación de Esclerosis Tuberosa
Alcer Barcelona
Asociación de Familias Mujeres del Medio Rural
Alianza para la Depresión
Asociación de Pacientes Coronarios
Asociación Andaluza para la Rehabilitación e Integración del Daño Cerebral Adquirido
Asociación Española Contra el Cáncer
Asociación Asmatológica Catalana
Asociación Española Contra las Enfermedades Neuromusculares
Asociación de Asmáticos Madrileños
Asociación Española de Esclerosis Lateral Amiotrófica
Asociación Española Contra la Osteoporosis
Asociación Afectados de Ictus de Aragón
Asociación de Diabéticos
Asociación Madrileña de Pacientes con Artritis Reumatoide
Asociación de Enfermos del Corazon-Hospital 12 de Octubre
Associació de Malaltias de Crohn I Colitis Ulcerosa de Catalunya
Coalición Española de Enfermos Crónicos
Confederación Española de Familiares de Enfermos de Alzheimer
Confederación Española de Agrupaciones Familiares y Enfermos Mentales
Federación de Asociaciones de Celíacos de España

Federación Catalana de Alzhéimer
Federacion Española de Diabéticos
Federación Española de Enfermedades Raras
Federacion Española de Párkinson
Federación Española de Lucha Contra la Esclerosis Múltiple
Fundación Alzhéimer España
Fundación Anti-Sida España
Fundación de Hipercolesterolemia Familiar
Liga Reumatológica Andaluza
Lliga Reumatológica Catalana
Projecte dels Noms
Sociedad Española de Alergología e Inmunología Clínica.
Fundación Española de Fibrosis Quística
Liga Reumatológica Española

Anexo 2

CLASIFICACIÓN DE LOS ALIMENTOS

en función del ph en nuestro organismo

Tipo de alimento	Alcalinidad			Acidez		
	+++	++	+	+	++	+++
Aceites	De oliva	De lino		De girasol		
Edulcorantes	Stevia	Jarabe de arce, Jarabe de arroz	Miel y azúcar no procesados	Miel procesada	Azúcar blanco	Edulcorantes artificiales
Frutas	Limón, sandía, pomelo, mango, papaya	Dátil, higo, melón, uva, papaya, kiwi, arándano, manzana, pera, uva pasa	Naranja, plátano, cereza, piña, melocotón, aguacate	Ciruela	Guinda, fresa, piña	Mora, arándano, ciruela pasa
Verduras	Espárrago, cebolla, perejil, espinaca cruda, brócoli, ajo	Calabaza, judía verde, remolacha, apio, lechuga, calabacín, patata dulce.	Zanahoria, tomate, maíz dulce, champiñón, col, guisantes, alcachofa, aceituna, soja, tofu.	Espinaca cocida, col de Bruselas.	Conservas, congelados, setas	Verduras en escabeche
Semillas y frutos secos		Almendra	Cataña	Semillas de calabaza y girasol	Anacardo	Cacahuete, nuez, chocolate
Cereales			Arroz salvaje, quinoa, mijo, amaranto	Trigo, espelta, arroz integral, avena, centeno.	Arroz, maíz, trigo sarraceno	Trigo blanco, harina blanca, pasteles, pastas
Lácteos			Leche de cabra, queso de cabra	Mantequilla, yogur, requesón	Yogur azucarado	Queso, leche
Carnes y huevos				Huevos	Pavo, pollo, cordero	Ternera, cerdo
Pescados				Pescado azul		Marisco, enlatados
Condimentos				Vinagre	Mayonesa, ketchup, mostaza, salsa de soja	
Bebidas	Infusiones	Té verde		Té negro	Café, vino	Cerveza, refrescos

Anexo 3

TABLA DE ÍNDICE GLUCÉMICO DE LOS PRINCIPALES ALIMENTOS

Existen listas que recogen el índice glucémico de los alimentos. Una de ellas, en inglés, aparece en un artículo de Kaye Foster-Powell, Susanna H. A, Holt, y Janette C. Brand-Miller publicado en el *American Journal of Clinical Nutrition*.

Otras más sencillas se pueden encontrar en Internet fácilmente. A continuación incluyo una de ellas tomada de la Wikipedia. También hay información interesante en la página web de la UNED, y en la de Montignac, conocido por su dieta basada precisamente en el IG.

TABLA DEL ÍNDICE GLUCÉMICO DE ALGUNOS ALIMENTOS [10]

Valores del índice glucémico, utilizando como patrón neutro de referencia la glucosa (IG_1) y el pan blanco (IG_2).

PRODUCTO	IG_1	IG_2	PRODUCTO	IG_1	IG_2
PANES Y REPOSTERÍA			**LEGUMBRES**		
pan «baguette»	95	136	guisante	39	56
dónut	76	108	alubia	29	40
pan blanco	73	101	garbanzo	28	39
croissant	67	96	lenteja	26	36
pan integral	51	73	soja	18	25
pan multicereales	43	61	cacahuete	14	21
FRUTAS Y ZUMOS			**VERDURAS Y HORTALIZAS**		
zumo de naranja	50	71	remolacha	64	91
zumo de piña	46	66	patata	50	72
zumo de manzana	40	57	zanahoria	30	68
piña	58	84	Arroces		
albaricoque	57	82	bajo en amilosa	83-88	119-126
kiwi	53	75	blanco	64	91
plátano	52	74	de grano largo	56	80
uva	46	66	alto en amilosa	56	78
melocotón	42	60	moreno	55	79
naranja	42	60	integral	34	48
pera	38	54	Azúcares y sustitutos		
manzana	38	52	glucosa	99	141
cereza	22	32	sacarosa	68	97
Pasta			miel	55	78
tallarines	47	67	fructosa	19	27
macarrones	47	67	xilitol	8	11
espaguetis	38	54	lactitol	3	4

---

10. Fuente, http://es.wikipedia.org/wiki/%C3%8Dndice_gluc%C3%A9mico. Wikipedia.

CÓMO PONERSE UN BUFF[11]

Instrucciones cedidas por la empresa BUFF, fabricante de estas bandas de tela.

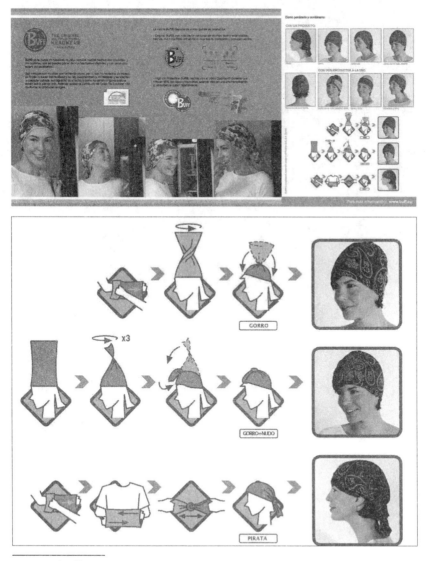

Anexo 5

CRONOGRAMA. ETAPAS

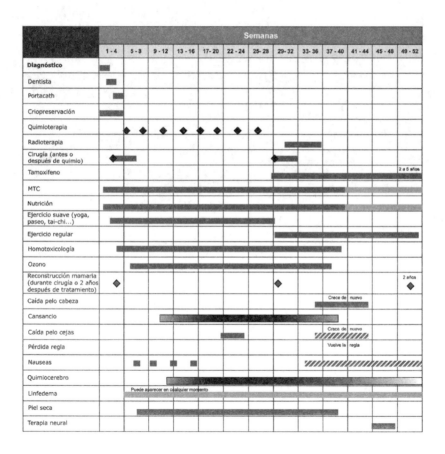

	Semanas												
	1 - 4	5 - 8	9 - 12	13 - 16	17- 20	22 - 24	25- 28	29- 32	33- 36	37 - 40	41 - 44	45 - 48	49 - 52
Diagnóstico	▬												
Dentista	▬												
Portacath	▬												
Criopreservación	▬												
Quimioterapia		◆ ◆	◆	◆	◆	◆	◆	◆					
Radioterapia								▬					
Cirugía (antes o después de quimio)	◆▬							◆▬					
Tamoxifeno								▬▬▬▬▬▬▬▬▬▬▬▬ 2 a 5 años					
MTC	▬▬▬▬▬▬▬▬▬▬▬▬												
Nutrición	▬▬▬▬▬▬▬▬▬▬▬▬▬												
Ejercicio suave (yoga, paseo, tai-chi...)		▬▬▬▬▬▬											
Ejercicio regular								▬▬▬▬					
Homotoxicología		▬▬▬▬▬▬▬▬											
Ozono		▬▬▬▬▬▬▬▬											
Reconstrucción mamaria (durante cirugía o 2 años después de tratamiento)	◆							◆					◆ 2 años
Caída pelo cabeza										Crece de nuevo			
Cansancio				▬▬▬▬▬▬▬▬									
Caída pelo cejas						▬				Crece de nuevo			
Pérdida regla										Vuelve la regla			
Nauseas		■ ■	■	■						⁄⁄⁄⁄⁄⁄⁄⁄⁄⁄⁄⁄⁄⁄⁄			
Quimiocerebro		▬▬▬▬▬▬▬▬▬											
Linfedema		Puede aparecer en cualquier momento											
Piel seca		▬▬▬▬▬▬▬▬											
Terapia neural												▬	

Índice